MAYTE PRIDA

Una etapa difícil
Cómo el cáncer transformó mi vida

AGUILAR

AGUILAR

© 2002, Mayte Prida
www.mayteprida.com
www.maytepridafoundation.org

© De esta edición:
2010, Santillana USA Publishing Company, Inc.
2023 N.W. 84th Ave
Doral, FL 33122
Teléfono (1) 305-591-9522
Fax: (1) 305-591-7473

Una etapa difícil: Cómo el cáncer transformó mi vida
ISBN: 978-1-60396-935-2

Diseño de cubierta: Mónica Candelas
Fotografías de cubierta: Frederic Charpentier

Este libro fue escrito para compartir una experiencia personal en el manejo del diagnóstico y el tratamiento del cáncer de seno que pueda servir de motivación e inspiración a personas que atraviesan por una situación similar. En ningún caso se pretende prestar servicios de consejería o asesoría u otro tipo de servicios, ni sustituir o influenciar la intervención de personal médico especializado. La autora y la editorial están exentos de toda responsabilidad legal, pérdida o riesgo sufrido como resultado del uso y aplicación de la información contenida en este libro.

This book was written with the purpose of sharing a personal experience related to coping with a breast cancer diagnosis and its treatment, with the intention to offer motivation and inspiration to persons who might be going through similar circumstances. Neither the author nor the publisher is engaged in rendering counseling services or any other type of professional services by publishing this book, which in no way is intended to substitute nor influence specialized medical services. The author and publisher will not be responsible for any liability, loss, or risk incurred as a result of the use and application of any of the information contained in this book.

Published in the United States of America
Printed in Colombia by D'vinni S.A.

15 14 13 12 11 10   1 2 3 4 5 6 7 8 9 10

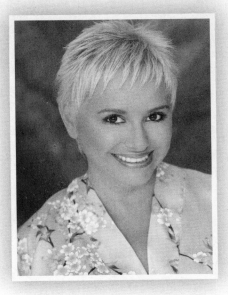

Mayte Prida

Mayte Prida nació en la Ciudad de México, pero ha vivido más de la mitad de su vida en Estados Unidos. Terminó sus estudios de Ciencias de la Comunicación Social en la Universidad de Our Lady of the Lake, en San Antonio, Texas. En esa misma ciudad comenzó su carrera periodística como reportera local de KWEX Canal 41. Tras un ascenso meteórico, llegó a conducir el diario noticioso de KWEX Canal 34 de Los Ángeles, California, y a presentar los breves informativos de SIN (actualmente UNIVISION). Después de presentar varios programas nacionales, su carrera tomó un giro en 1994, cuando comenzó a producir y conducir programación infantil. Su exitosa carrera se vio temporalmente interrumpida cuando fue diagnosticada con cáncer de seno, en el año 2001. A partir de entonces, su lucha y su ejemplo de superación y valentía la han convertido en una de las principales voceras hispanas en la lucha contra esa enfermedad.

Actualmente, Mayte es presentadora de televisión y portavoz de varias organizaciones de salud; además dirige la fundación que lleva su nombre y da conferencias motivacionales e inspiracionales por todo el mundo. Mayte tiene dos hijos, Tommy e Isabella, y vive en Los Ángeles, California.

A mis hijos, Tommy e Izzy, ya que gracias a su cariño, apoyo, fuerza y valentía he podido afrontar esta etapa.

A mis padres y hermanos, que me demostraron su amor.

A Papá Grande, por ser la inspiración de fortaleza en mi vida.

A mi abuelita, que tanto se preocupó.

A Mi Majito Lindo, a Sandra y al otro Juan

ÍNDICE

Agradecimientos

El vivir *una etapa difícil* te hace apreciar la vida y la compañía de quienes te rodean de una manera muy especial. Quiero agradecer a todos los que compartieron conmigo parte o todo este proceso, y muy especialmente a quienes ayudaron, apoyaron y animaron a mis hijos. Afortunadamente, mi lista es larga; pero quiero mencionar a aquellos seres especiales que con sus detalles y su gran fortaleza estuvieron a mi lado, compartiendo lo más valioso que poseemos que es nuestro tiempo. Lo haré en orden alfabético porque todos ocupan un lugar muy especial en mi corazón.

Adela, por tu protección.

Aída, por ser una inspiración para mí.

Aleksa, por iniciar tu vida a mi lado.

Andrew, por estar ahí siempre.

Antonio, por ser mi alma paralela.

Benno, por las revistas.

Boni, por acompañarme en el camino.

Carlos, por creer en nuestra misión.

Caroline, por tu amistad.

Cristina, por tu amor y tus oraciones.

Cristo, por tu correo electrónico.

Doña Enriqueta, por darme valor.

Dr. D., por enseñarme lo que es la bondad.

Eduar, por abrirte conmigo.

Federico, por enseñarme lo real.

Felicia, por tu ayuda.

Frankie, por tus masajes y tu amistad.

Gigi, por darme tantos ánimos.

Greg, por protegernos y cuidarnos a los tres.

Isabel, por tus paellas y tus largas charlas.

Jackie, por tu apoyo.

James, por estar ahí.

Juan, por tu compañía.

Juan Pablo, por tus sesiones de Reiki.

Lilia, por tu energía positiva.

Manolo, por enseñarme que se puede volver a vivir.

María, por animar a mi Tommy.

Mariló, por tu cariño y tu apoyo.

Mario, por defender mis intereses durante este tiempo.

Marquito, por tus llamadas constantes.

Mieke, por ser como mi hermana a través de los años.

Monika, por mantenerme ocupada en el Internet.

Monique, por tus oraciones y tu entusiasmo.

Pastor Santana y Graciela, por preocuparse por el bienestar
de mis hijos.

Phil, por enseñarme que la fe y la medicina pueden ir de la mano.

Raouf, por estar siempre a mi lado.

Raúl, por motivar a mis hijos.

Rey, por tu apoyo incondicional.

Richard, por tus visitas y tus consejos.

Rocío, por tus llamadas constantes.

Sandra, por compartirlo juntas.

Tere, por tu apoyo y tu cariño sincero.

Tito, por guiar mi camino.

Tío Chacho, por las colegiaturas de mis hijos.

Prefacio a esta nueva edición

En febrero de 2001 mi vida cambió radicalmente al recibir el diagnóstico de cáncer de seno, estado tres, es decir, avanzado. Desafortunadamente, más de 200,000 mujeres en Estados Unidos, y aproximadamente 2,000 hombres, reciben un diagnóstico de cáncer de seno cada año. ¡No puede ser! ¿Por qué a mí? ¿Cáncer, yo? Son algunas de las preguntas básicas que empiezan a bombardear la cabeza del que recibe la noticia de que padece esta enfermedad. El caos, la incertidumbre, el dolor, la inseguridad que acarrea esta enfermedad no se hacen esperar, y son sentimientos que afectan tanto al paciente como a quienes comparten la lucha con ellos.

Los primeros meses fueron de mucho dolor (físico y emocional), de angustia, de miedo. Afortunadamente, a través del crecimiento espiritual que he tenido, gracias a la enfermedad, hoy en día, ocho años más tarde, soy orgullosamente una sobreviviente más. Soy una de las 9.8 millones de personas en Estados Unidos que ha sobrevivido algún tipo de cáncer, de acuerdo con las estadísticas del Instituto Nacional del Cáncer.

Contrario a lo que se creía hasta hace pocos años, la palabra *cáncer* ya no es una sentencia de muerte. El tener cáncer no significa "me voy a morir". El tener cáncer quiere decir "voy a pelear más duro para seguir viviendo, pero tengo una gran probabilidad de salir adelante". *Cáncer* es una palabra devastadora, tanto por la asociación que tiene con el dolor y el sufrimiento, como por las implicaciones médicas. Pero a través de mi recorrido con esta enfermedad (un diagnóstico inicial de cáncer de seno, un tumor aparentemente canceroso en el riñón, un cáncer metastásico en el pulmón derecho y un cáncer uterino), el cáncer ha enriquecido mi vida.

De acuerdo con la filosofía budista, el ser humano purifica su espíritu a través del sufrimiento. Quizá sea cierto. Por mi experiencia personal puedo decir que hoy en día soy una mejor persona de lo que era hace ocho años, cuando fui diagnosticada con cáncer por primera vez. Soy una mujer más humana, más sensibilizada ante el dolor, más comprensiva, más tolerante, más compasiva. He tenido el privilegio de conocer a miles de mujeres y a algunos cuantos hombres afectados por este mal, y de compartir con ellos y crecer con sus experiencias. He tenido la oportunidad de brindar un rayo de esperanza a muchas personas que se enfrentan a esta situación, y su entusiasmo y agradecimiento continúan enriqueciendo mi espíritu.

He decidido llamar al cáncer la "enfermedad bipolar", ya que es un tirano que crece e invade tu cuerpo sin que tú ni siquiera te enteres, acercándote traidoramente a la muerte física. Pero a la vez, es una enfermedad que hace aflorar los sentimientos más bellos que poseemos los seres humanos: el amor y la compasión. Por un lado, te ataca cobardemente, no te da la cara, crece dentro de ti escondiéndose, tomando ventaja sobre tu organismo; pero, por otro lado, es una enfermedad que te demuestra que los seres humanos somos seres de amor, de bondad, de generosidad y de una gama enorme de sentimientos altruistas que nos hacen más humanos.

Ocho años después de mi diagnóstico inicial te puedo decir honestamente y mirándote a los ojos con dignidad y valentía que, a pesar de que la lucha no ha sido fácil, mi camino ha estado lleno de bendiciones y colmado de oportunidades de crecimiento y enriquecimiento espiritual, las cuales quizá no habría conocido de no haber pasado por todo este proceso.

Sin duda alguna, el cáncer es una enfermedad dolorosa. Se sufre con el diagnóstico. Se sufre con la incertidumbre. Se sufre durante el proceso de lucha para ganar la batalla. Pero el cáncer también es un despertar de la conciencia, tanto para el paciente como para quienes tienen el privilegio de vivir la enfermedad a su lado. Es un proceso de transformación, un proceso que por medio del dolor, ya sea físico o emocional, es el catalizador de los sentimientos más puros, genuinos e incondicionales del ser humano.

Imagino que si estás leyendo este libro es porque en este momento tú o alguna persona allegada a ti está atravesando el doloroso proceso de la enfermedad. Sé que la lucha no es fácil. Yo la he vivido. Sé que hay momentos de oscuridad, de angustia, de dolor. Sé que hay días de poco ánimo y días en que uno se cuestiona si vale la pena seguir luchando, si hay que darse por vencido. Sé lo que es el cáncer porque lo viví en carne propia. Por eso te digo con toda sinceridad que no estás solo. Que este camino es recorrido todos los días por miles de personas que tienen los mismos sentimientos, las mismas angustias, la misma confusión, y te repito: *no estás solo*. En el fondo, todos los que atravesamos por esto nos sentimos de la misma manera. Por ese motivo y con todo mi amor, hace siete años escribí este libro como una especie de guía que te muestre lo que puedes esperar, sentir, vivir y desear mientras recorres este camino.

Espero sinceramente que mi relato te aporte aunque sea un pequeño rayo de esperanza en este camino que comienzas; pero, sobretodo, quiero reiterarte que lo más importante en este momento es que te quede la plena convicción de que en esta lucha *no estás solo*.

Mucha luz,
Mayte

Prólogo

Esta hermosa vida está formada por una cadena de instantes, que son creados por nuestras vivencias, y la historia de nuestra vida va quedando escrita en el trayecto. Cada historia se va escribiendo por etapas diferentes: etapas felices, etapas tranquilas, etapas tristes y difíciles, pero todas son etapas importantes de aprendizaje, por medio del cual evoluciona el alma.

Dios, que es muy sabio, me dio la oportunidad de vivir instantes muy intensos al lado de un ser muy especial: una mujer valiente y muy completa que me enseñó y fue mi maestra de cómo enfrentar una enfermedad muy dolorosa y que por desgracia le da fuerza al gran tirano que es el miedo, pues el cáncer, principalmente, es miedo y rencores comprimidos en cápsulas tristes. Mayte, la autora de este libro, es esa maestra que superó esta etapa difícil en su hermosa y exitosa vida, con la fuerza del amor, la voluntad, la ilusión por vivir y la dignidad. Aprendí al lado de esta gran mujer que el amor a la vida y la responsabilidad de cuidar a dos almas logra convertir a un ser como ella en hacedor de sus propios milagros.

Voy a poner a mi corazón a que les hable acerca de esta enriquecedora vivencia. Una tarde de domingo en Miami, me dirigía a la casa de nuestra amiga Aída, quien me había invitado a una comida. Llegué temprano, y en la sala del departamento me encontré con la mirada dulce y un poco cansada de una joven y linda mujer que me presentaron como Mayte. En seguida comenzamos a platicar, pues las dos somos mexicanas, y así fue como iniciamos la conversación y surgió una sensación de amistad muy especial. Me contó que acababa de salir del hospital de una operación muy delicada, y que aquélla era su primera salida. Al preguntarle de qué se había operado, me contestó que de un tumor canceroso. No supe qué decir, sólo le apreté la mano y sentí que ese encuentro traía consigo un aprendizaje para mí. En ese preciso instante decidí que tenía que darle apoyo, sobre todo, acompañándola.

La Madre Teresa de Calcuta siempre decía: "La ayuda y el apoyo más importante para otro ser es regalar y compartir un poco de nuestro tiempo, ya que lo que más trabajo nos cuesta a los seres humanos es compartir tiempo". Con Mayte quise compartir instantes conscientes de mi tiempo. La acompañé a casi todas sus quimioterapias, viví al lado de ella *una etapa difícil,* sus pruebas de voluntad y aceptación de su realidad. Cada día que pasaba la admiraba más, pues no se dejaba vencer y tomaba su experiencia desagradable y dolorosa como una lección que le hacía enfrentar la vida como un gran reto de superación. A pesar de su vivencia, ella no se quejaba; observaba, aceptaba y aprendía, porque su anhelo más grande era salvarse para no fallarles a sus hijos, ni a sí misma. Me enternecía ver su actitud positiva al querer dejar su testimonio de dolor y valentía a otros seres que padecían cáncer; ella quería poder ayudarlos en su vía crucis, al ir dando tumbos callados con su cruz a cuestas sin sentirse víctima.

En las "quimios" nos poníamos a meditar para que su cuerpo recibiera la curación desde la mente, moviendo la fe en Dios y en el Bien, aceptando, perdonándose y perdonando, amando y anhelando vida, siempre acariciando el alma.

Un día, se puso muy grave por el efecto tan fuerte de las quimios. Estaba yo sola, esperando a que la subieran al cuarto del hospital. Sentí una gran tristeza al verla. Estaba pálida, asustada y helada; tenía mucho dolor, pues su cuerpo no estaba respondiendo; pero ella, así y todo, estaba muy consciente, pues el dolor despierta la conciencia y la conciencia entonces es lúcida y receptiva. Nos abrazamos; ella aún estaba en la camilla. Lloramos en silencio. Fue un encuentro silencioso de nuestras almas, un encuentro profundo y antiguo. Cuando la pasaron a la cama, antes de que la enfermera le pusiera el calmante, me pidió que meditáramos y oráramos, y con una sonrisa de niña me pidió que invocáramos a los ángeles, y así lo hicimos.

Mayte empezó a experimentar una paz impresionante. Se sentía una profunda sensación de amor flotando en el cuarto, y de mi boca salían palabras dando gracias a Dios por todo. Mayte agradecía y aceptaba "la voluntad de Dios". Estábamos permitiendo que nos moviera el tiempo de Dios, y sucedió un humilde milagro: el cuerpo de Mayte comenzó a responder, la oclusión intestinal cedió. Nada de lo que le habían hecho en terapia intensiva había dado resultado. Cuando Mayte se armonizó en Dios, su cuerpo lo percibió y respondió.

Y así, fueron pasando las quimios, y con ellas se fue purificando el sentimiento de Mayte por medio del sufrimiento. Ya no tenía pelo, pero, créanme, cada día se veía más bonita y luchaba con más ahínco y voluntad para vencer el cáncer.

Para mí, entre tantas cosas que aprendí, pude constatar que los instantes en la vida jamás se estacionan, que todo cambia constantemente, que no existe el para siempre, que la vida fluye, que debemos aprender a "dejar ir", porque la lección más grande que venimos a aprender al planeta Tierra es el "arte del desapego" ya que absolutamente todos, algún día, partimos sin llevarnos nada, nos vamos solos como almas, y para ir a reunirnos en el espíritu de Dios.

Gracias, Mayte, por todo lo que me enseñaste. Crecí por medio de tu dolor y tus etapas de evolución; crecí como mujer, como madre, como amiga y como escritora.

¡Gracias por tu ejemplo!
Que Dios te bendiga.

Lilia Reyes Spíndola

Introducción

Es difícil explicar cómo la palabra *cáncer* puede cambiarnos la vida de una manera tan radical. Antes de saber que podría morir porque el cáncer crecía dentro de mi cuerpo, vivía una vida feliz, plena, ocupada. Llevaba apenas dos años residiendo en Miami, tiempo en el cual había crecido mucho emocional y espiritualmente. De alguna manera, la mujer que había llegado con dos niños pequeñitos a esa ciudad había florecido y comenzaba a salir de su capullo para conocer un mundo nuevo, una nueva realidad. Mi realidad de ese entonces era de trabajo, de conquistas, de grandes perspectivas, de nuevos horizontes, de murallas derribadas, de obstáculos vencidos y de una constante búsqueda para lograr nuevas metas con las cuales mi identidad de mujer se fortalecía cada vez más. En mi realidad de esa época, las palabras tenían un significado diferente al que tienen ahora: los obstáculos no me asustaban, al miedo lo desconocía y la determinación era parte integral de mi vida cotidiana. De cierto modo, fue durante esa época, y ya a mis treinta y tantos años, que empecé finalmente a dejar de ser niña y comencé a ser una mujer plena y realizada.

Cuando mi realidad cambió repentinamente y entendí y acepté que tenía cáncer, comprendí que a partir de ese momento empezaba a vivir una vida diferente. Antes del cáncer, vivía luchando por formar un patrimonio estable para mis hijos; después del cáncer comencé a luchar simplemente para vivir con mis hijos. Mis prioridades antes de saber que tenía cáncer dejaron de estar hasta arriba de mi lista ya que a partir de ese día mi vida entera cambió por completo.

Una de las primeras cosas que hice al darme cuenta que padecía esta enfermedad fue buscar información. Conseguí libros y folletos acerca del cáncer; bajé páginas y páginas del Internet que documentaban cientos de casos similares al mío; acudí a varias librerías en busca de una respuesta, de una esperanza, de más información. *Cáncer* era una palabra que, aunque la había escuchado toda mi vida, siempre la había sentido lejana a mí y ajena a mi familia. No me fue difícil encontrar información sobre el cáncer de seno, ya que siendo el cáncer con el mayor índice de mortalidad entre las mujeres en Estados Unidos, se ha publicado mucho al respecto. Lo que me fue difícil fue aprender a asimilar las grandes cantidades de información que conseguí, ya que mientras más información científica leía y mientras más estadísticas encontraba, más me asustaba mi situación. Era aterrador leer los promedios de vida, el número de muertes, el índice de recuperación, el número de reincidencias. No me quería convertir en un simple número más. Estaba muy confundida y no sabía cómo comenzar a afrontar mi nueva realidad.

Así fue como un día, perdida en medio de un mar de información, comencé a sentir que debía encontrarle un propósito a mi situación. Ya no se trataba sólo de pensar "¿por qué a mí?", sino más bien descubrir "para qué a mí". Fue entonces cuando pensé que quizá mi experiencia particular podría servir de guía, de inspiración, de esperanza o de consuelo a alguna otra persona que afrontara un problema similar. Sabía que no era la única ante tal situación y sabía que, al igual que yo, habría miles de personas intentando encontrar una respuesta, así como lo estaba haciendo yo misma.

No me gusta hacer el papel de víctima, nunca lo he hecho y no iba a empezar en ese momento; pero mi situación, cuando me detectaron el cáncer, era sumamente difícil. Si tuviera que escribir un anuncio clasificado para describirla, lo haría así: *Mujer divorciada, madre de familia de quien dependen económicamente dos pequeños. Sin trabajo estable ni salario fijo. Viviendo de sus ahorros, con una deuda grande. En pleito de corte con el ex marido. Radicada en un país ajeno, en una ciudad sin familiares. Mujer sin seguro médico en una sociedad en la que los doctores ganan más que los educadores o los políticos. Eso sí, mujer soñadora, idealista, optimista y luchadora…*

Soy de las personas que piensan que en la vida no deben existir las comparaciones puesto que creo que todos somos diferentes y debemos aceptarnos y respetarnos tal y como somos. La realidad de cada quien es individual y muy distinta a las demás, pues está influenciada por las creencias y las vivencias de cada persona. Sé que hay otras mujeres que padecen cáncer de seno como yo, y que están en una situación mucho más difícil que la mía y que han podido salir adelante. Pero también sé que hay quienes tienen mejores prognosis que la que yo tuve y por alguna razón se dan por vencidas, se dejan vencer y no luchan.

En este libro escribo sobre mi caso particular, mi situación personal y la manera en que se me fueron presentando obstáculos y bendiciones en mi camino. Hablo de mi vida y de la forma en que me tocó afrontar esta situación y de las decisiones que tomé para llevar a cabo mi proceso. Trato de explicar algunas de las razones que me llevaron por determinado camino, pero siempre tomando en cuenta que este libro es acerca de mi proceso, el cual intento que sirva únicamente de guía para sobrellevar la situación de lucha contra el cáncer. Una vez que asimilé mi nueva realidad como paciente de cáncer de seno, mi actitud fue firme: diagnosticado el problema, había que buscarle solución.

Desde que era niña he escrito cuadernos y cuadernos, utilizándolos como diarios personales. Me gusta leerlos de vez en cuando para darme cuenta de cómo ha evolucionado mi vida. Quizá por eso me gustó la idea de estudiar periodismo. Por eso mismo para mí fue fácil escribir lo que iba sucediendo conmigo y en mi vida a partir de mi diagnóstico inicial. Al mismo tiempo que documentaba por escrito mi evolución, grabé mi nueva realidad en video, paso a paso, principalmente durante los días más relevantes tanto física como emocionalmente. Asimismo, le regalé a cada uno de mis hijos un cuaderno que adornamos y al que le pusimos en la portada "Mi libro de cáncer". A mis niños les pedí que escribieran en él sus sentimientos y sus emociones cuando pudieran hacerlo. Sé por experiencia propia que el escribir es una forma de terapia y aunque inicialmente yo lo hice tomando eso en consideración, he decidido incluir algunos de sus escritos en este libro. Lo que mis hijos sintieron y vivieron durante esa *etapa difícil*, de lucha contra el cáncer, es lo mismo que sienten y viven miles de niños alrededor del mundo cuando se enfrentan en sus hogares con circunstancias similares a la nuestra. Por esa razón me parece importante conocer también su perspectiva ante la situación.

Al ser diagnosticado mi problema, no se sabía exactamente qué final tendría. Aún desconozco el final de este capítulo de mi vida, ya que lo único que tengo claro es que he comenzado a luchar por vivir y que no voy a descansar en mi lucha mientras me sea posible. El resultado final no depende de mí sino de "allá arriba", pero la manera en la que lo enfrento, con dignidad y valentía, sí depende de mí y quiero ser un ejemplo, por lo menos para mis hijos.

El cáncer es una enfermedad muy traicionera cuyos resultados se reflejan en las estadísticas. Yo no me conformo con eso. Yo quiero contribuir de alguna manera a difundir el entendimiento de lo difícil que puede ser la vida de quienes padecemos este mal, de nuestra familia y de los seres que nos quieren y nos acompañan durante esta lucha. También quiero demostrar cómo, a pesar de lo oscuro de la situación, siempre se puede encontrar un rayo de esperanza y de luz a lo largo del camino.

Con esta enfermedad he aprendido mucho. He conocido facetas de la vida que desconocía. He entendido lo que es la fe, la amistad, el amor desinteresado, la compasión, la ayuda, el apoyo, la esperanza. He reconocido los buenos sentimientos de la gente y he descubierto que el amor es realmente la fuerza que mueve al mundo. Me he llevado gratas sorpresas y alegrías, y aunque no podía faltar una que otra decepción ocasionada por algunos seres egoístas que viven muy envueltos en sí mismos, prefiero ver lo bueno, y no lo malo, de cualquier situación, y he aprendido mucho incluso de ellos, pues con sus actitudes dolorosas también han sido mis maestros.

A lo largo de mi vida he tenido la oportunidad de ser líder, y a los líderes, por pequeños que sean, se les sigue. Como he mencionado, mi situación personal en el momento de la detección del cáncer era extremadamente difícil en muchos aspectos, pero con la ayuda de Dios Padre y Madre, el Ser Supremo, el Universo, mis ángeles de la guarda, mis protectores y guías espirituales, mi familia espiritual y mi familia carnal, mis amigos y la bondad y generosidad de tantas personas, incluso de desconocidos, he logrado salir adelante.

Es por esto mismo que como testimonio de aquel año, el más difícil de mi vida, quiero expresar, por medio de este libro, algunas de las vivencias que he tenido como agradecimiento al universo por haberme dado esta oportunidad de seguir viva. A pesar de lo difícil, mi camino ha estado lleno de bendiciones. He encontrado mucho amor, bondad, compasión y generosidad a mi alrededor. Si bien ésta ha sido realmente *una etapa difícil*, ha sido también la etapa que más oportunidades de crecimiento espiritual y satisfacciones personales me ha brindado. Ha sido un año por el que le estaré eternamente agradecida a la vida.

El cáncer no discrimina; es una enfermedad mala y traicionera. No juega limpio. Se esconde en lo más profundo de nuestros cuerpos y por meses enteros crece y nos contamina sin nosotros siquiera saberlo. Es cobarde. No da la cara. Es malo, y un día, si no nos percatamos a tiempo de su existencia, simplemente nos roba la vida.

Soy mujer, soy madre, soy amiga, y comparto con ustedes este relato con la intención de sembrar una semilla de esperanza en medio de la oscuridad, el aislamiento, la duda, el miedo y el desconcierto que acarrea el cáncer. Si por medio de este libro logro inspirar o motivar aunque sea a una persona, me sentiré satisfecha de haberle devuelto al universo algo de lo que me ha enseñado durante ésta, *una etapa difícil*.

Descubriendo el tumor

Eran las seis de la mañana del segundo domingo de febrero de 2001 cuando, al salir de la ducha, me di cuenta de que mi toalla no se encontraba colgada en el sitio en el que estaba todos los días. Escurriendo agua y en una postura poco usual, hice un movimiento para alcanzar la toalla de otro ganchero. Fue así como, de reojo, alcancé a ver mis senos reflejados en el espejo del baño y me percaté de que tenía algo que parecía una bolita en la parte inferior del seno derecho. Con la esperanza de que fuera simplemente una sombra, bajé los brazos, me sequé el agua y me volví a observar. No vi nada. Levanté el brazo nuevamente de la manera en que lo había hecho al tratar de alcanzar la toalla, y ahí estaba la bolita nuevamente. "¡No por favor!", dije para mis adentros, y de nuevo me miré en el espejo, con el brazo todavía en alto, y me toqué. Sentí un bulto duro. Me acerqué al espejo y lo vi más claramente: parecía como si tuviera una canica dentro de la piel, pero únicamente sobresalía en mi seno si yo levantaba el brazo, de otra forma, estaba ahí escondida. Me asusté. Consternada, salí del baño y me senté a la orilla de la cama pensando qué hacer. ¿A qué doctor debo llamar?, me pregunté. En ese momento me di cuenta de que era domingo, que estaba a punto de irme a terminar de grabar algunos segmentos de nuestros tres programas piloto de la temporada, y que no podía hacer nada más que esperar al día siguiente que fuera lunes y que las oficinas médicas estuvieran trabajando. Tratando de no darle tanta importancia, comencé a vestirme y, una vez lista, salí de mi casa.

A pesar de que trataba de ignorarlo, de camino a la locación me tocaba el seno cada vez que me detenía en algún semáforo, como para cerciorarme de que realmente había algo ahí dentro. Sabía que ahí estaba, pero tenía tanto miedo de lo que podría representar que quería pensar que me lo había imaginado.

Al llegar a la locación busqué a Antonio, mi gran amigo y compañero de trabajo, para contarle lo que había descubierto y decirle que estaba aterrada. Él se mostró un poco incrédulo y trató de restarle importancia al problema diciéndome que seguramente era un quiste que no tendría consecuencias graves. No obstante, enfatizó en que debía llamar al médico al día siguiente.

Por primera vez en años, las horas de la grabación se me hicieron eternas. Además de la ansiedad que estaba empezando a ocasionarme el descubrimiento de "la bolita", el ambiente de trabajo estaba particularmente tenso eso día. Fue un domingo difícil.

El lunes a primera hora llamé al consultorio de mi ginecólogo para pedir una cita, pero, como suele suceder con las modernidades de hoy en día, no me atendió una persona, así que tuve que conformarme con dejar un recado en la contestadora explicando mi "hallazgo", y me fui a trabajar a la productora. Tres horas más tarde aún no se comunicaba conmigo ni el doctor ni la enfermera, y volví a llamar una vez más sin éxito. Pasaron otras dos horas sin escuchar nada. En ese momento ya estaba yo hecha un manojo de nervios y un tanto molesta, así que llamé nuevamente al consultorio y prácticamente le dije a la secretaria que o me comunicaba con el doctor o me sentaría en su sala de espera hasta que me atendiera. Solamente así fue como logré que me diera una cita "entre paciente y paciente" pero para el siguiente día.

Llegué al consultorio y me quedé hora y media en la sala de espera hasta que finalmente me recibió el doctor. Lo había conocido poco tiempo después de haberme mudado a Miami por recomendación de mi ginecólogo anterior. En ese entonces tenía antecedentes precancerosos en el útero por lo que me hacía un cuidadoso chequeo cada seis meses. Una vez que me revisó y palpó la bolita me dijo que no lucía bien, que definitivamente había que investigar lo que era, y me mandó sacar un mamograma y un ultrasonido. Yo estaba preocupada, sobre todo porque me advirtió que debía esperar por lo menos cinco días puesto que ese día empezaba a menstruar y, según me dijo, eso podría provocar una lectura falsa o errónea del resultado.

Me marché a casa un tanto frustrada, pero en realidad no estaba angustiada porque el doctor se había mostrado aparentemente tranquilo conmigo. Al llegar a casa llamé a Antonio y le conté lo que me había dicho el doctor. Él me sugirió que llamáramos a Tito, su cuñado que es médico patólogo residente en Miami, y le comentáramos lo que me estaba sucediendo para ver qué opinaba al respecto. Yo dudé un poco en hacerlo puesto que, aunque lo había visto en dos o tres ocasiones en reuniones de amigos, no me sentía con la confianza suficiente para llamarlo. Así que fue Antonio quien lo llamó por mí, y a partir de ese momento comenzó una de las bendiciones más grandes de todo este proceso: su protección, guía y amistad.

Ese mismo día traté de conseguir la cita para los exámenes para la siguiente semana pero en el hospital me dijeron que la primera cita disponible era tres semanas más tarde por no tener seguro médico. Me mostré incrédula y un tanto molesta por tener que esperar tanto tiempo simplemente para los exámenes, así que decidí llamar a Tito y pedirle el favor de que me consiguiera una cita más pronto en el hospital donde él trabaja. Gracias a su ayuda, una semana después acudí a la clínica a hacerme los estudios que había ordenado mi ginecólogo. Era lunes festivo y mi amigo y compañero de trabajo Juan se había ofrecido a llevarme para que no fuera sola.

Me practicaron el mamograma y luego me llevaron a un cuarto en donde una enfermera especializada comenzó a hacerme el ultrasonido. Le hice unas cuantas preguntas pero ella se mostró cortante conmigo. Después supe que, por cuestiones legales, no permiten que los técnicos se comuniquen directamente con los pacientes. En ese momento simplemente me di cuenta de que la muchacha no tenía ganas de conversar y por su tono de voz supuse que no quería darme información alguna que la fuera a comprometer. Antes de concluir el estudio, la enfermera salió repentinamente del cuarto y regresó con la doctora a la que Tito me había referido para el examen. Ambas me volvieron a examinar el seno derecho y la doctora se limitó a decirme que en ese mismo momento les mandaría los resultados de mis exámenes tanto a mi ginecólogo como a Tito, y que ellos serían los encargados de darme el diagnóstico final. Comencé a sentirme tranquila hasta que, justo antes de salirse del cuarto, se volvió y me dijo que no lucía bien, que había un tumor ahí adentro y que debería empezar a buscar a un cirujano especializado para extirparlo. Me preguntó directamente si conocía a algún cirujano oncólogo.

Me quise hacer la valiente ante ella pero sentí que mi mundo se derrumbaba. "¿Cirujano oncólogo?", me repetí.

Volví al vestidor y me puse nuevamente la ropa. Quería llorar pero me aguanté porque tenía que pasar a la caja a pagar y no quería que los demás se dieran cuenta. En este momento comenzaba la acumulación de deudas, ya que al no tener seguro médico empecé a pagar utilizando mis tarjetas de crédito.

En la sala de espera estaba Juan, quien al verme supo inmediatamente que algo estaba mal. Con tacto, esperó a que nos subiéramos al coche para preguntarme qué me habían dicho pero yo no podía hablar, simplemente empecé a llorar. Lloraba y entre sollozos le decía que me parecía que era cáncer porque la doctora me había preguntado si yo conocía a algún cirujano oncólogo. Lloraba y me preguntaba en voz alta "¿Qué va a ser de mis hijos?". Y lo repetía: "Si es que tengo cáncer, ¿qué va a ser de ellos?". Aunque no me quería adelantar al resultado oficial, yo sabía —por el modo de actuar de la doctora y de la enfermera y por su recomendación acerca del especialista— que tenía cáncer. Ya lo sabía.

Esa misma tarde me llamó por teléfono mi ginecólogo para decirme que efectivamente "la bolita" era un tumor maligno, que había que extirparla a la mayor brevedad y me dio los nombres de dos médicos oncólogos para que los consultara. Se mostró apenado o compasivo ante mi situación y me dijo que, aunque por el momento su participación como médico ya no era necesaria, quería que lo mantuviera informado del proceso.

Ese mismo día llamé a la oficina del oncólogo que me había recomendado mi ginecólogo y me dieron la primera cita para finales de marzo: cinco semanas más tarde. Según me dijo la secretaria, el doctor estaba muy ocupado y no podía atenderme antes de ese día. "¿Finales de marzo?", le pregunté. "¡Estamos a mediados de febrero!", le dije. "¡Tengo un tumor, no sé exactamente lo que es, aunque me han dicho que es malo, y usted me pide que espere casi seis semanas para ver al doctor!". Frustrada, enojada y nerviosa colgué el teléfono y simplemente me puse a llorar, pues un fuerte sentimiento de impotencia me invadía.

Después de unos minutos, tomé aliento, puse el orgullo a un lado y llamé nuevamente a Tito para contarle lo sucedido y pedirle ayuda y consejo. La relación con el mundo médico era algo totalmente nuevo para mí y me sentía confundida y desorientada. Afortunadamente resultó que él era muy amigo de ese doctor y me tranquilizó diciendo que él se encargaría de arreglar una cita sin tener que esperar tanto tiempo. Así lo hizo. Cuatro días más tarde me reuní por primera vez con el Dr. D., mi cirujano oncólogo y otro de mis ángeles en este camino.

Reflexiones:

- Cuando encontramos algo diferente en nuestros senos es de vital importancia acudir al médico a que nos revise.

- Nadie quiere recibir un diagnóstico de cáncer, pero está comprobado que la detección temprana de la enfermedad puede salvar tu vida.

El diagnóstico

El primer día que mi mami tenía cáncer me sentí muy muy muy
mal. Tenía mucho miedo y estaba muy asustado porque pensé que
se iba a morir. Quería creer que se iba a poner bien pero estaba
muy pero muy asustado. Cuando ella empezó a ir a los doctores y
al hospital, mi hermanita Izzy lloraba mucho. Ella también tenía
mucho miedo pero yo le decía que no llorara más porque mi mami
se iba a aliviar. Me preocupaba mucho verla tan triste...

Tommy

Después de esperar angustiosamente durante casi toda una semana, por
fin había llegado el día de conocer al reconocido cirujano oncólogo, el Dr.
D. Era viernes por la tarde y Antonio se había ofrecido a acompañarme a
la consulta, y yo acepté feliz porque no quería ir sola: tenía mucho miedo
a la confirmación de la mala noticia.

Además del miedo a la enfermedad, tenía la preocupación de lo que
representaría económicamente el tener cáncer sin estar asegurada. Como
yo no sabía lo que sucedería en la consulta, ni el tiempo que me tomaría
estar allá, ni tampoco si me harían ahí mismo una biopsia o no, le pedí a
Tom, mi ex marido y padre de mis hijos, que por favor los recogiera en
la escuela y se hiciera cargo de ellos durante ese fin de semana. Suponía
que si me hacían la biopsia no me iba a sentir muy bien físicamente como
para llegar a la casa a organizar las tareas cotidianas. Además, tenía la
sensación de que iba a necesitar estar sola y reflexionar acerca de lo que
me estaba sucediendo.

Después de llenar los papeles de rutina, Antonio y yo nos sentamos
un rato en la sala de espera y me entretuve observando a las mujeres
que se encontraban sentadas a mi alrededor. Había por lo menos ocho

señoras, todas visiblemente mayores que yo, pero ninguna hablaba. Todas se encontraban o inmersas en sus pensamientos o leyendo alguna revista, y me dio la impresión de que todas estábamos esperando una dura sentencia. Estando ahí sentada me di cuenta de por qué me habían dicho inicialmente que tendría que esperar varias semanas antes de poder tener una consulta con el doctor, pues además de que la sala de espera estaba llena durante todo el tiempo que estuvimos ahí esperando, salían y entraban aún más señoras. Me sentí muy agradecida con Tito por haberme ayudado a que el doctor me recibiera en tan breve tiempo, pues sabía que por él había hecho una concesión especial para verme al final de esa semana.

Después de poco más de una hora de espera, la asistente del doctor me llamó y me pasó a un cuarto en donde me quedé sola por aproximadamente diez minutos. Podía escuchar la voz del doctor proveniente del cuarto anexo. Estaba esperándolo nerviosamente cuando tocó la puerta y entró. Físicamente era muy diferente a como me lo había imaginado: era bajito, con el pelo canoso y al hablar tenía un acento extranjero un tanto marcado. Después supe que era armenio. Se presentó conmigo y me hizo sentir bienvenida desde el primer momento, cuando cortésmente me dijo que tenía muchas ganas de conocerme porque Tito le había hablado muy bien de mí. Traté de ocultar mis nervios, pero él se dio cuenta de mi estado, y sin más preámbulo me pidió las radiografías y el ultrasonido. Encendió la luz para revisarlas, sacó una cinta de medir que puso encima de ellas, las observó detenidamente por unos instantes y con voz tranquila y serena me informó que me iba a hacer una biopsia ahí mismo en su consultorio. Me explicó que la biopsia era simplemente un procedimiento rutinario ya que él llevaba más de 20 años practicando su especialidad, y por las radiografías sabía que efectivamente tenía cáncer de seno.

Por un momento no supe qué hacer. La confirmación de la noticia me golpeó: sentí que la nariz se me ponía roja mientras trataba de contener las lágrimas. Se salió del cuarto un momento para que yo me quitara la ropa y me pusiera la bata de hospital, y regresó con la enfermera para hacerme la biopsia.

Me hizo lo que en términos médicos se conoce como una biopsia de aspiración, y que consiste en extraer líquido del tumor con una aguja

El diagnóstico

delgada. Para este procedimiento no utilizó analgésico alguno, y la verdad es que me dolió el piquete en la parte inferior del seno. Una vez extraído el líquido, lo puso en unas piezas de cristal y le dijo a su secretaria que llamara a un mensajero para que llevara la muestra al hospital en ese mismo momento, ya que Tito la estaba esperando para hacerle la patología.

Mientras escuchaba todo esto, yo seguía recostada en la camilla, sumamente asustada. Por un momento pensé que iba a desmayarme. El doctor se dio cuenta y me trajo un vaso con agua. Me dio unos minutos para que me vistiera, y al regresar se sentó a conversar conmigo.

"Hay un proverbio chino que dice que la jornada más larga comienza con el primer paso, y tú estás dando hoy el primer paso de lo que será una larga jornada", comenzó a decir. "El tumor es grande, tiene un diámetro de aproximadamente 3.8 centímetros, lo cual nos indica que el cáncer está avanzado. En este momento no sabemos con exactitud si es nivel dos o tres, o si se encuentra únicamente dentro del seno o si ya hizo metástasis, ya que existe la posibilidad de que se haya pasado a los ganglios linfáticos o a algún otro sitio, lo cual complicaría la situación. No me quiero adelantar a los hechos, pero quiero que sepas que es una situación de cuidado, la cual vamos a manejar de la mejor manera posible. Esperaremos los resultados de patología, pero en principio te digo que debemos operarte primeramente para extraer el tumor y analizar hacia dónde se ha expandido. No hay una razón particular por la cual yo piense que tú estés padeciendo esto pero tienes que afrontarlo".

Yo no pude contener más el llanto; las lágrimas me caían por las mejillas a pesar de tener mis lentes puestos. En ese momento bloqueé mi mente temporalmente y comencé a tratar de entender mi nueva realidad, esa dura realidad que comenzaba oficialmente en ese momento y que cambiaría radicalmente mi vida. Lo que durante los últimos diez días había presentido, era ya una difícil realidad: tenía cáncer de seno.

Me considero una mujer valiente y de carácter fuerte. He sentido miedo muchas veces en mi vida, pero nunca un miedo tan aterrador como el que sentí en ese momento y durante varios meses después. A partir de entonces conocí un significado diferente de la palabra *miedo*, y no me quedó más remedio que aprender a vivir con él. Es un miedo muy fuerte, pues es ante todo frente a lo incontrolable; es un miedo ante lo insospechado, es un miedo muy difícil de explicar con palabras.

En esos momentos por mi mente pasaban escenas de mi vida, como si estuviera viendo una película en alta velocidad, y me invadió cierta incredulidad. Tan sólo un mes antes había recibido el año nuevo en la ermita de la Virgen del Rocío, en España, y había disfrutado de unas maravillosas vacaciones junto a mis mejores amigos. Profesionalmente hablando, en esos momentos estábamos empezando a preparar lo que creíamos sería un año de mucho trabajo y muchos logros laborales. Ahora, el doctor me decía que tenía cáncer… "¿Cáncer, yo?", me preguntaba mentalmente una y mil veces. "¡No puede ser! No es posible", pensaba, "debe ser un error".

El doctor se dio cuenta de mi confusión, de mi susto, de mis lágrimas y me dio un pañuelo para que me las secara. Sentí su mirada compasiva viéndome y le pedí, le supliqué que me ayudara. Le dije brevemente lo asustada y lo confundida que me encontraba, y le conté acerca de mis dos hijos y del miedo que la palabra *cáncer* acarreaba. ¿Los dejaría huérfanos de madre? Estaba llena de dudas y a pesar de que quería saber más acerca de lo que me esperaba, mi mente estaba como fuera de la realidad.

Después de escucharme pacientemente, el doctor me dijo que me daría un momento para que digiriera la noticia y salió del cuarto. Ahí a solas traté de entender cómo era posible que me estuviera sucediendo eso a mí, una persona relativamente joven, que, hasta donde yo sabía, era una mujer sana y feliz y que intentaba disfrutar de la vida. Poco tiempo atrás había hecho cambios personales muy fuertes con la ilusión y la esperanza de vivir más plenamente, y ahora tenía cáncer. Trataba de comprender cómo o cuándo me empezó a crecer el tumor y me preguntaba cómo era posible que no lo hubiera detectado antes. En esos momentos nada tenía sentido. Pensaba en mis hijos y me preocupaba el cómo reaccionarían cuando supieran la mala noticia. "¿Cáncer, yo?", me repetía una y mil veces, "¡Cáncer! ¿Cómo puede ser que me pase esto a mí si soy una buena mujer y vivo ocupada tratando de sacar adelante a mis hijos? ¡Cáncer! Si soy una madre sola que no se puede ni dar el lujo de resfriarse o de padecer un dolor de espalda sin que se altere nuestra vida cotidiana. ¿Cómo puedo tener yo ahora una enfermedad tan fuerte, tan larga, y quizá incurable?".

El diagnóstico

"¿Cáncer? ¡Cáncer! ¡No puede ser! No cabe en mi cabeza esa palabra. No la quiero oír, no la quiero escuchar. Por favor, Dios mío", pensaba yo, "te pido que no sea cierto, que no sea verdad, que ese diagnóstico no sea mío, que no sea yo".

"Cuentas, trabajo, falta de seguro médico, renta, gastos del hogar, niñera, hospital, doctores, ¿cómo le voy a hacer?", pensaba. "¡No puede ser!", me repetía, y mi angustia y mi incredulidad daban paso al enojo y al miedo. Así pasó un rato hasta que regresó el doctor.

Traté de disimular mi enojo y mi frustración, pero él tiene mucha experiencia en ese tipo de situaciones y habló nuevamente conmigo. Me sugirió simplemente aceptar la realidad y buscar una segunda opinión médica para que yo me quedara tranquila si me ponía en sus manos.

Nuevamente sentí su mirada compasiva y, aunque parezca extraño, me invadió una sensación de protección al estar a lado de ese señor, a pesar de que era el primer día que lo veía en mi vida. Ahora creo que sentí de alguna manera una conexión espiritual con él. Su pelo blanco canoso me inspiraba confianza y, a pesar de lo caótico de la situación y de estar sumamente asustada y confundida, al poco rato comencé a sentirme un poco más tranquila.

Antonio estaba en la sala de espera, y yo quería correr a decirle lo que me pasaba. Entonces, el Dr. D, experto en estas situaciones, me preguntó si la persona que me acompañaba era de mi absoluta confianza, ya que le gustaría darme su diagnóstico final en su despacho pero delante de alguien que me estuviera apoyando. Me explicó que en situaciones tan fuertes como ésa los pacientes tienden a bloquear parte de la información recibida debido al impacto de la noticia, por lo cual él siempre prefería hablar con el paciente y algún familiar o persona de confianza. Me sentí complacida de haber aceptado que Antonio me acompañara y pasé a su despacho a esperarlos a ambos. Al poco tiempo, la enfermera lo trajo hasta mí, y en cuanto me vio supo que se habían comprobado mis temores, supo que tenía cáncer y me abrazó tiernamente. Yo, nuevamente, a llorar.

Después de unos minutos entró el doctor, y Antonio y yo nos sentamos frente a él. Le explicó a Antonio lo que ya me había dicho a mí y nos indicó lo que en su opinión eran los pasos que se debían seguir. Primeramente requería unos análisis más especializados para tratar de determinar si había metástasis, es decir, si el cáncer se había propagado ya a algún otro lugar del cuerpo o si estábamos a tiempo de encontrarlo únicamente en el seno derecho. Mientras él hablaba, en mí sucedía lo que el doctor había previsto. Comencé a oír, sentir y vivir una experiencia rarísima como si mi cuerpo estuviese sentado ahí en la silla pero mi mente estuviera entrando y saliendo del consultorio. Oía parte de lo que el doctor nos decía, pero me alejaba pensando diez mil cosas a la vez y… regresaba. Mis hijos… operación… análisis, quimioterapia… cáncer. Un millón de dudas y un temor muy grande, por primera vez en mi vida, a la muerte, no por el hecho de la muerte en sí, sino por el hecho de dejar a mis hijos tan pequeños.

Antonio y yo salimos del consultorio y caminamos hasta el auto. No podía expresar palabra alguna. Los ojos llenos de lágrimas y el nudo en la garganta me impedían hablar. Junto a mí, Antonio, mi gran amigo, mi gran compañero, mi ángel, tratando de encontrar palabras para consolarme, pero yo no hacía más que llorar. Llorar, llorar, llorar.

Mientras Antonio conducía, trataba de animarme, pero mi mente divagaba mientras él hablaba. Iba haciendo un repaso mental de mi vida desde que era chiquita y no podía comprender cómo estaba enfrentándome a esa mortal enfermedad. Él, tratando de ayudarme, me pedía que me tranquilizara y me decía que todo iba a salir bien, pero la credibilidad en su tono de voz no existía. Ambos sabíamos que la situación era muy delicada. Comencé a darme cuenta de que momentos o situaciones como ésa son difíciles no sólo para el enfermo, sino también para sus seres queridos, porque de alguna manera ellos también sienten ese dolor y esa impotencia.

Una vez que llegamos a mi casa, se aseguró de que me sentía lo suficientemente bien para quedarme sola y se marchó, pues estaba en medio de la grabación de una película y debía regresar al set. Apenas cerré la puerta detrás de él, comencé a llorar de nuevo, pero esa vez sin reprimirme, sin contenerme: me doblé en cuclillas, me apoyé en una pared y lloré sin poder parar. El llanto era fuerte, salía de lo más profundo de mi ser y reflejaba el dolor tan grande que sentía en esos momentos.

Esa noche prácticamente no dormí, pues me la pasé llorando. Ya dentro de la cama di vueltas para un lado y para el otro, y con cada movimiento mi seno derecho, adolorido por la biopsia, me recordaba mi terrible realidad. Lloraba y trataba de trazar mentalmente un plan de acción, pero la confusión y el miedo se apoderaban de mí. Fue una noche realmente difícil durante la cual lo que más me inquietaba era el pensar en mis hijos. ¿Qué va a pasar con ellos? ¿Cómo van a reaccionar ante esto? ¿Cómo les va a afectar? ¿Qué van a pensar? ¿Qué van a sentir? El único consuelo que tuve fue el estar agradecida de que era yo la que tenía ese mal y no uno de ellos.

La noche se me hizo eterna y, como he dicho anteriormente, no dejé de pensar en Tommy e Izzy, en lo pequeños e inocentes que eran y en la carga tan grande que esto representaría para ellos. Los tres hemos sido muy unidos y ellos dependían totalmente de mí, y por eso mismo tenía mucho miedo pues, quizá egoístamente hablando, no me gustaría que crecieran sin mí. Ése era mi temor principal ante la muerte. Soy una persona que cree en la evolución de la vida y que ve la muerte como una consecuencia natural de la misma. Sé que somos espíritu y que el cuerpo representa nuestra vestimenta, la cual tarde o temprano tenemos que dejar a pesar de que nuestro espíritu continúa vivo.

Toda la noche continué preguntándome acerca de la gravedad de mi situación. Tenía muchas dudas, conocí la incertidumbre. Quería encontrar respuestas a miles de preguntas que cruzaban mi mente y que variaban desde encontrar la solución económica para poder solventar la enfermedad, hasta definir cuál era el curso indicado a seguir.

Siempre he creído que cuando pasamos por un dolor, un desengaño o una pérdida fuerte, es importante sentir las emociones profundamente para poder liberarlas y dejarlas ir. Creo que es importante sentir hasta lo más profundo de nuestro ser aunque nos duela bastante porque creo que es la única manera de superarlo y salir adelante. Pienso que una vez que se toca el fondo del dolor y ya no se puede ir más abajo, lo único que nos queda es empezar a subir y a salir de ese estado. Esa noche lloré todo lo que era humanamente posible llorar, y me sirvió mucho porque sentí un dolor tan grande dentro de mis entrañas y tuve un miedo tan fuerte que tuve que comenzar a enfrentarlo racionalmente. No sabía lo que me esperaba, pero una vez que entendí la gravedad del problema no me quedó más remedio que afrontarlo. En ese momento comprendí que cuando los

seres humanos enfrentamos una situación de crisis tenemos dos alternati-
vas: o nos volvemos víctimas de las circunstancias y nos quedamos lamen-
tándonos por lo que nos pasa, hundiéndonos en la lástima, o nos volvemos
luchadores, sacamos a ese guerrero que llevamos dentro y decidimos luchar para solucionar el problema.

Así que a la mañana siguiente, en cuanto amaneció, salí a mi terraza
y, viendo la inmensidad del mar en un precioso día soleado, me dije a mí
misma: "Tengo este problema, voy a luchar contra él y voy a encontrarle
solución". Con los ojos hinchados de tanto llorar, me salió una pequeña
sonrisa porque a partir de ese momento decidí que iba a intentar pelear
con todas mis fuerzas para salir adelante. Había determinado esa noche
que el cáncer era un obstáculo más en mi vida pero que no iba a dejar que
me venciera, o por lo menos no lo iba a dejar ahí tranquilo invadiendo mi
cuerpo, sino que a partir de ese momento iba a luchar con todos los recursos humanamente posibles para tratar de derrotarlo. Sabía que estaba empezando una batalla fuerte, pero iba a tratar de ganarla, y si no la ganaba,
por lo menos el cáncer iba a pelear contra mí conscientemente porque no
me iba a vencer tan fácilmente. Había tomado la decisión de ser un ejemplo de lucha y fortaleza tanto para mis hijos como para mi familia y mis
amigos, pero esencialmente para mí misma. Y así fue que con esa nueva
actitud me armé de valor y comencé a llamar por teléfono a mi familia y a
mis amigos para darles la mala noticia.

El diagnóstico

Reflexiones:

🌸 Es normal que la incredulidad se apodere de nosotros cuando recibimos un diagnóstico de cáncer.

🌸 La confusión y el caos que acarrea la enfermedad comienzan a manifestarse desde que se confirma el diagnóstico.

🌸 Cuesta trabajo asimilar la noticia, pero una vez aceptada existen dos opciones: volverse víctima o convertirse en guerrera.

Las llamadas

La primera llamada de larga distancia que hice a algún miembro de mi familia para informarle acerca del diagnóstico fue a mi mamá. No fue fácil. Unos días antes había hablado con ella por teléfono para explicarle que me habían encontrado un tumor y que el médico me había mandado a hacerme una mamografía y un ultrasonido. El día que le hablé, yo estaba muy asustada porque, como mencioné anteriormente, desde el principio tuve un mal presentimiento; pero ella, como una reacción natural, trató de restarle importancia al asunto. Ahora tenía un resultado concreto y era un resultado aterrador. Mi vida había cambiado drásticamente de un día para otro y debía informárselo.

Nunca me ha gustado dar malas noticias y mucho menos darlas por teléfono porque me parece un tanto impersonal, pero las circunstancias de vivir en otro país me obligaron a hacerlo de esa manera. Quise sonar fuerte y mantener una postura seria pero al poco tiempo de empezar a hablar con ella no pude más, me derrumbé y comencé nuevamente a llorar. La confusión de los resultados y el dolor emocional eran tan grandes que no sabía ni qué hacer ni cómo empezar a funcionar, ni cómo reaccionar. Le repetí una y mil veces que lo que más me preocupaba de toda la situación eran mis hijos, pues pensé que ella, por ser madre, podría comprenderme. Buscaba su apoyo, ánimo y valor. Sin embargo, por experiencias personales he aprendido que la gente no reacciona como nosotros esperamos que reaccione sino como cada quien sabe reaccionar.

En ese momento mi mamá empezó a hablar y hablar y hablar, diciéndome cómo debería enfrentar el problema de acuerdo con ella, modificando mi estilo de vida para facilitarle la situación a los demás y para que me fuera económicamente menos caro el tratamiento. Curiosamente fue la primera persona —hubo muchas más— que me sugirió los cambios que "debía" hacer en mi vida para que me fuera más cómodo para mí y para los demás el enfrentar el problema. Creo que durante esa época aprendí bastante de lo que es la paciencia al escucharla tanto a ella como a algunos de mis tíos y de mis hermanos recomendándome cómo manejar mi vida. Durante todas sus llamadas, los escuchaba pacientemente y cuidaba mis palabras al contestarles tratando de no herir sus susceptibilidades, pues sabía que en el fondo sus consejos eran bienintencionados. Me limitaba a darme cuenta de lo fácil que les resultaba darme sus sugerencias y opiniones acerca de mi vida, cuando en realidad ninguno de ellos estaba en mis zapatos ni conocía mi situación a profundidad.

Uno de los primeros consejos que me dio mi mamá ese día fue que dejara mi casa y mi vida en Miami y me fuera con los niños a operarme y recibir mis tratamientos en Mazatlán, México, en donde ella reside, para que así ella pudiera estar pendiente de mi restablecimiento. Según me dijo ese día, para ella sería más fácil ayudarme si yo estaba en su casa pues no tendría que dejar su trabajo para irse a Miami con nosotros. Además, a mí me iba a convenir financieramente hablando el pagar por todos los tratamientos y operaciones en pesos mexicanos y no en dólares.

Al escucharla traté de mantenerme calmada y serena y le agradecí sus buenas intenciones, pero le dije firmemente que no pensaba hacer ningún cambio en mi vida por el bienestar y la estabilidad emocional de mis hijos. Aunque yo sabía que era mucho más barato cubrir la enfermedad en pesos mexicanos que en dólares, estaba perfectamente consciente de que a partir de mi diagnóstico nuestra estabilidad familiar estaba viéndose afectada, por lo cual era mi prioridad ofrecerles a mis hijos cierta normalidad dentro del caos que estaríamos viviendo. Para poder hacer eso, lo más razonable era tratar de mantener nuestra rutina en la medida de lo posible para que los niños sintieran cierta seguridad en su entorno familiar.

A pesar de la difícil situación financiera que se me avecinaba al no tener seguro médico, mi vida con mis hijos seguía siendo mi prioridad. Pero por mucho que pensara de esa manera, esa conversación con las ideas que me acababa de sugerir, aunada a la confusión que tenía y al miedo, a la angustia y a los sentimientos de impotencia que sentía ante el cáncer, creó más confusión en mis pensamientos y terminé la llamada más confundida, triste y asustada de lo que ya estaba. Colgué el teléfono, me senté en un rincón de mi habitación, puse mi cabeza entre las rodillas y lloré desesperadamente, simplemente lloré.

Pienso que los seres humanos somos buenos por naturaleza y por lo general tenemos buenas intenciones y actuamos de buena fe. No es sino hasta que algo ocurre en el recorrido de nuestras vidas que nos puede hacer cambiar. Tanto los eventos únicos como los acontecimientos son los que van moldeando nuestra personalidad a lo largo de la vida. He aprendido que a muchas personas les gusta dar consejos y lo hacen de buena fe, aunque no sean necesariamente los consejos adecuados para quienes los reciben. De cierta manera, cuando una persona ofrece un consejo es para satisfacer su necesidad de sentirse útil, o de sentir que de alguna manera está contribuyendo con la persona a la que se lo está dando. Esto lo sé de primera instancia, pues como he mencionado anteriormente, durante mi proceso de curación varias personas me daban lo que ellos creían eran buenos consejos. Varias veces escuché a mis familiares decirme que debería dejar mi departamento "tan caro" de Miami y regresarme a México porque allá me saldría todo más barato. Buenos consejos dados a la ligera, pues nunca ni mis hermanos ni mis tíos ni mis amigos me dijeron "te doy un cheque para que pagues tu mudanza y te vengas a vivir aquí con nosotros", ni tampoco "vénganse tú y los niños a vivir a nuestra casa". Por eso mismo yo decidí agradecerles a todos sus buenas intenciones pero seguí adelante con lo que yo creía era lo correcto en mi situación para el bien de mis hijos y mío. A decir verdad, me costó un poco de trabajo comprender por qué tantas veces se me sugirió modificar mi vida para facilitarles la vida a otros, cuando la que estaba viviendo el problema en carne propia era yo. He comprendido que el ser así es simplemente parte de la naturaleza humana.

Ese mismo día, después de haber hablado con mi madre y de haber llorado en mi cuarto por un largo rato, decidí empezar a llamar a mis amigos, pues algunos de ellos sabían que había ido al médico y que estaba nerviosa y ansiosa esperando los resultados.

Al principio no fue tan fácil darles la mala noticia porque, invariablemente, después de decir "tengo cáncer", se me nublaban los ojos, me temblaba la voz y se me salían lágrimas. Curiosamente, después de varias llamadas me di cuenta de que al hablar del problema lo ponía en una perspectiva diferente y finalmente, después de varias conversaciones, empecé a asimilar la situación de una manera un poco menos dura.

Ese día aprendí que verdaderamente hay muchas maneras de interpretar una misma situación, ya que me encontré con reacciones muy diferentes por parte de mis amigos. Aunque todos se mostraban consternados ante la noticia y un tanto incrédulos de que yo tuviera cáncer, hubo momentos en que tuve que ser yo quien hiciera el papel de valiente, pues hubo quienes se preocuparon tanto que empezaron a llorar. Me acuerdo particularmente de dos amigas mías por quienes sentí tanta angustia y preocupación que me asustaron más de lo que ya estaba. De repente me encontré siendo yo quien las consolaba explicándoles que todo iba a salir bien, que me mejoraría, que iba a luchar a pesar de todo lo que se me presentara y que no me iba a dejar vencer. Desde ese día empecé a darme cuenta de que, por muy parecidos que podamos ser los seres humanos, no todos vemos la vida o la muerte desde la misma perspectiva, y supe desde entonces que hay quienes son más débiles y quienes son más fuertes a la hora de reaccionar ante una misma situación. Creo que esas llamadas telefónicas representaron para mí el inicio de mi terapia de aceptación.

Dos días después de haber regresado de México (hablaré más acerca de este viaje en el siguiente capítulo), y cuatro días después de haber recibido el diagnóstico, la noticia de mi padecimiento comenzó a circular rápidamente entre mi grupo de amistades. Decidí entonces que sería mejor que se enteraran de mi padecimiento directamente por mí y no por otras fuentes, así que contacté a mi círculo de amigos más cercano y, cara a cara, les hablé de mi problema.

La razón por la cual escribo en este libro acerca de estas anécdotas es principalmente porque me parece importante hacer notar que no toda la gente reaccionó ni como yo lo esperaba ni como yo lo hubiera hecho. Ésa es una diferencia más entre los seres humanos, una diferencia básica de personalidad que debemos aceptar y respetar. Al comentar mi situación con mis amigos, cada uno reaccionaba de una manera diferente. Hubo muchos que trataron de restarle importancia para no hacerme sentir mal. "No te preocupes, no es tan grave. Yo conozco a fulanita de tal que pasó por lo mismo y está perfectamente bien recuperada" o "No te pasa nada, mi tía lo tuvo y ya está bien". También hubo quienes por querer ayudarme me contaban acerca de alguien que pasó por lo mismo pero que ya no estaba entre nosotros, para luego darse cuenta de que quizá el comentario no había sido muy apropiado.

Lidiar con todas estas opiniones no siempre es fácil. Frecuentemente escuché a mis amigas hacerme comentarios como "lo tuyo no es tan grave, yo he sabido de casos mucho peores" o "a no sé quién le pasó algo mucho más fuerte que a ti y ahora está estupenda". Yo sé que todos esos comentarios no se hacen con mala intención sino que, por el contrario, se hacen como un gesto de solidaridad y para intentar aminorar el problema, pero creo que a veces es mejor dejar que el enfermo sienta su dolor y lo asimile de la manera en que sabe hacerlo y como mejor lo sienta. Las comparaciones nunca son buenas porque las vidas no son iguales y las circunstancias tampoco lo son, y a veces por querer minimizar una realidad podemos causar un daño mayor sin querer, y de paso ofender a la persona que precisamente estamos tratamos de apoyar.

De cualquier manera, las llamadas con una noticia como ésta nunca son fáciles, pero creo que el hacer partícipe a quienes nos rodean en una situación así puede ser muy beneficioso porque un círculo de amor comienza a formarse alrededor de uno. De algo estoy realmente convencida y es de que el enfrentar una enfermedad tan difícil como ésta es un trabajo de equipo, en el cual el apoyo de la familia, los amigos y la familia espiritual que se encuentra a nuestro lado es de vital importancia para el restablecimiento del enfermo.

Reflexiones:

⊛ Los seres humanos reaccionamos de diferente manera ante una misma situación. No debemos esperar que alguien reaccione de determinada manera. Debemos aceptar el apoyo que los demás son capaces de ofrecernos sin importar sus limitaciones.

⊛ La lucha contra el cáncer es un trabajo de equipo, y mientras más apoyo tenga el paciente más determinante y fuerte va a ser su lucha por sobrevivir.

Viaje a México

Era sábado por la mañana, al día siguiente de mi diagnóstico, y durante la noche había estado pensado casi tanto en mis abuelitos como lo había hecho en mis hijos. Debido a la relación tan estrecha que he tenido con ellos durante toda mi vida, me preocupaba inmensamente el dolor que mi enfermedad les causaría. Como ellos vivían en la ciudad de México, decidí salir esa misma tarde para allá para darles la noticia en persona y no por teléfono. Ellos ya eran mayores y desgraciadamente la idea que las personas de su generación tienen del cáncer es de una muerte segura. Yo quería que me vieran "vivita y coleando", como se dice comúnmente, aún con pelo, buen color en la piel y un buen semblante. Sabía que una vez que comenzara con la primera operación y el tratamiento me iba a ser muy difícil regresar a verlos durante varios meses.

También sabía que ellos, por su edad avanzada, no podrían venir a visitarme, lo cual haría la situación un poco difícil, pues durante años hemos pasado vacaciones juntos y nos veíamos muy frecuentemente. Conseguí un vuelo a México para esa misma tarde y llamé a mi tía Tere, que es muy especial conmigo, para pedirle que me recogiera en el aeropuerto. Aunque le dije que tenía que hablar con ella de una situación muy seria, no le di muchos detalles por teléfono; y ella, que es una persona sumamente discreta, no me hizo ninguna pregunta sino que esperó hasta que hablamos personalmente.

Después de haber hecho mi reserva, me arreglé y llamé a mi ex marido, Tom, que aún tenía a los niños, para decirle que necesitaba hablar con él respecto a mis resultados. En ese momento estaban paseando en su lancha por la bahía de Biscayne, así que me pasaron a recoger a la marina anexa a mi casa. Me subí al bote y abracé fuertemente a mis hijos sin decir palabra. Estaba agobiada, tenía puestos mis lentes oscuros para disimular lo hinchados que tenía los ojos después de haber llorado tanto.

Internamente me inundaba un miedo terrible por lo que venía, y una angustia muy grande al pensar que quizá no los iba a ver crecer. Traté de contener las lágrimas pero estaba muy sensible, y aunque sabía que debía ser fuerte ante ellos, me era muy difícil.

Ambos me preguntaron qué me había dicho el doctor, puesto que sabían que el día anterior lo había visto para que me revisara la "bolita" que tenía en el seno. Tom también me preguntó por los resultados, pero antes de hablar con él preferí hablar con mis hijos a su nivel y en español, que es nuestro idioma. Les expliqué que la bolita que tenía mami era una bolita mala llamada cáncer y que el doctor decía que me tenían que operar para sacármela, y que después de la operación me iban a dar unas medicinas para curarme y volver a estar como nueva.

Izzy, mi hija, comenzó a llorar mucho, lo cual me partía el corazón. Estaba muy asustada y me abrazaba tan fuerte como si sintiera que no me iba a ver nunca más. Tommy fue más cauteloso para mostrar sus sentimientos, pero me preguntó directamente si me iba a morir. Después de respirar profundamente y de tratar de mantenerme calmada, le contesté que realmente no lo sabía puesto que eso no dependía de mí, sino de los planes que tuvieran "allá arriba" para mí; pero le dije que le prometía que iba a hacer todo lo posible por no morirme porque no los quería dejar solitos. Me abrazó con ternura, me dio un beso muy tierno y le pidió a Izzy, su hermanita, que no llorara más mientras la abrazaba y le decía que todo iba a salir bien. La imagen de Tommy abrazando a su hermana en ese momento tan difícil es algo que voy a guardar en mi memoria para siempre porque me enseñó el amor y la ternura tan grande que un niño tan pequeño puede sentir por su hermana.

Qué difícil debía ser la situación para ellos en ese momento, pensaba yo. La estabilidad que habían conocido toda su vida con su mami se les venía abajo; se volvieron vulnerables y también ellos comenzaron a enfrentar una realidad en la que el miedo, el desconcierto y la duda permanecerían.

Después de terminar de hablar con ellos, le hablé a Tom en inglés acerca del diagnóstico y le recordé que no tenía seguro médico. Me di cuenta de que se sintió mal por un instante porque, aunque tenemos nuestras grandes diferencias, unos meses antes él pudo haberme ayudado a conseguir el seguro pero se negó a hacerlo cuando se lo pedí. En esa ocasión, como en tantas otras, me dijo que no me ayudaría a conseguirlo porque como yo le había pedido el divorcio porque quería estar sola, pues sola me las tendría que arreglar para conseguir mi propio seguro médico. Fue una típica reacción suya para "castigarme" una vez más por haberlo dejado, pero honestamente creo que ninguno de los dos nos hubiéramos imaginado que tan sólo unos meses más tarde yo estaría pasando por esta situación. Desafortunadamente, ahí estaba y ya no había posibilidad de echar marcha atrás.

Es muy difícil vivir en Estados Unidos sin tener un seguro médico porque las cuentas son astronómicas. Se estima que más de 30 millones de personas carecían de seguro médico en el 2001 cuando fui diagnosticada con cáncer de seno. Yo era una de esas estadísticas. Durante los últimos años, yo había estado cubierta por el seguro del sindicato de televisión, pero la situación en la compañía estaba muy apretada. Cuando nos cancelaron abruptamente los programas de televisión y experimentamos recortes drásticos de presupuestos, opté por dejar de pagar mi seguro médico mientras se regularizaba mi situación económica. Aunque en ese entonces me preocupaba no tener seguro, pensé que lo peor que me podría pasar durante los meses que estuviera sin éste sería un accidente de auto, ya que me había dado cuenta de que en Miami la gente maneja muy mal. En ese caso, pensé, me cubriría el seguro de mi automóvil, así que decidí no agobiarme pensando que tendría alguna enfermedad imprevista. Nunca me hubiera imaginado que este error ya se manifestaba dentro de mi cuerpo; ni por un instante me imaginé que ya tenía cáncer.

Después de un rato de plática en el que me hizo varias preguntas, Tom accedió a quedarse con los niños un día más mientras yo iba a México a hablar con mis abuelitos y regresaba. Aunque lo que menos quería hacer en ese entonces era irme de viaje, sabía que lo tenía que hacer, y mientras más rápido lo hiciera sería mejor, puesto que ellos aún no se enteraban de nada, y yo prefería que cuando lo hicieran fuera directamente por mí.

Ahí mismo me despedí de mis hijos. Los dejé en la lancha con su papá, les aseguré que los adoraba más que a nadie en la vida y les expliqué que debía ir a ver a mis abuelitos para contarles lo que me pasaba porque por varios meses no íbamos a poder ir a verlos. Ellos lo comprendieron y se despidieron de mí con mucho amor. Regresé a mi casa a preparar mi equipaje y, mientras lo hacía, trataba de entender un poco más mi nueva realidad, pero aún seguía siendo muy difícil.

Estaba yo haciendo mi maleta cuando llegó de visita mi amigo Rey, que aún no sabía el resultado de mis exámenes pero que venía a regalarme un libro que le había parecido muy interesante. Tanto a él como a mí nos encanta leer y frecuentemente nos intercambiamos libros, especialmente cuando encontramos algo interesante. En esa ocasión, al ver el libro que me dio se me llenaron los ojos de lágrimas porque era el relato de un ciclista estadounidense que había ganado dos veces la Vuelta de Francia después de haber vencido el cáncer testicular que lo había atacado. Me sorprendió la causalidad de la vida, ya que ese libro estaba llegando a mis manos justo en el momento indicado. Ahí mismo le dije lo que me pasaba y se sorprendió mucho al enterarse, pues nunca se lo habría imaginado. Sé muy bien que no existen las casualidades sino las causalidades, y ésa era la prueba misma de ello.

Esa tarde cuando salí hacia el aeropuerto me sentía muy agobiada y con un enorme nudo en la garganta, pues regresaba a mi ciudad natal llevando una pena muy grande conmigo. Las tres horas del vuelo a México me las pasé leyendo el libro que me había regalado Rey. Me pareció sumamente interesante y educativo desde el punto de vista de la lucha, el coraje y la determinación que se necesitan para vencer la enfermedad. Me metí en la lectura de tal modo que el viaje de tres horas se me pasó en un momento. El único problema que tuve fue que, al llegar a la sección que hablaba de la quimioterapia, no pude sino leer el primer párrafo, y tuve que cerrar el libro y ponerlo a un lado. Me asustó mucho lo que leí, pues aún no estaba preparada para enterarme de todo eso, así que después de una breve pausa en la que aproveché para estirar las piernas y caminar un momento, regresé a mi lectura, la cual retomé en el siguiente capítulo.

Esa primera noche en México me quedé a dormir en casa de mis tíos, pues ya era tarde cuando llegué. Aproveché para hablar con ellos, ya que amablemente me habían ido a recoger al aeropuerto. Al escuchar la noticia, se compadecieron de mí y conocí un lado bueno de mi tío que no conocía, ya que ahí mismo se ofreció a ayudarme a pagar las colegiaturas de mis hijos mientras salía del problema. Sin lugar a dudas, un gesto muy generoso especialmente para mí en calidad de madre soltera. A ellos también les dolió mucho que me estuviera enfrentando a esto y me brindaron su apoyo. Mi tía me abrió su corazón, me dio su cariño y su amor incondicional a partir de ese momento y durante todo el proceso.

A la mañana siguiente llegué a casa de mis abuelitos, quienes se sorprendieron inmensamente de verme en México, puesto que no les había avisado que los visitaría. Aunque a través de los años los había sorprendido apareciendo en su casa para el cumpleaños de mi abuelito en varias ocasiones, por alguna razón desde que nos vimos sabían que ésa no era una visita normal. Llamémoslo intuición, sexto sentido o simplemente instinto materno, pero cuando mi abuelita me vio supo inmediatamente que algo estaba mal, sobre todo porque una semana antes yo le había contado que me había encontrado una bolita en el seno derecho. Al momento de verme ahí en su casa ella supo que si yo había viajado hasta México para hablar con ellos personalmente era porque algo estaba mal. Pude ver el susto y el temor reflejados en su rostro.

Después de los saludos y los abrazos de bienvenida, mi abuelito se levantó de la mesa en donde estaba desayunando y se despidió de nosotros diciéndonos que se le hacía tarde para irse al trabajo. Yo lo miré incrédulamente y le pedí que se quedara un momento porque necesitaba decirles el motivo de mi viaje. Él estaba inquieto, como queriendo huir. A regañadientes se sentó nuevamente y entonces comencé a explicarles mi problema tratando de aparentar ser fuerte y muy valiente e intentando contener las lágrimas.

Con tan sólo oír la palabra cáncer, mi abuelita comenzó a llorar. Sacó su pañuelo de la bolsa de su bata y exclamó repetidas veces que no podía ser, que a mí no. Mi abuelito por su parte simplemente me dijo: "Pues sí que está difícil la situación. Habrá que resolverla. Me voy a trabajar. Nos vemos luego". Se puso el abrigo, metió las manos en los bolsillos y empezó a chiflar mientras Jaime, su chofer, le detenía el portafolio y lo acompañaba a subirse al auto para llevarlo a la oficina.

Mi abuelito siempre ha sido un gran ejemplo y un gran apoyo en mi vida y sé que su reacción fue para bloquear de su mente una situación tan difícil. A partir de ese día y durante varios meses sucedió algo muy extraño con él, pues de cierta forma decidió negar mi enfermedad y le

costó mucho trabajo aceptarla. Es curioso como funciona la mente humana cuando quiere desentenderse de algo que le causa dolor o sufrimiento.
Él y yo siempre tuvimos una relación muy especial y, aunque soy su nieta,
siempre me llamó "hija", me cuidó, me protegió, me quiso, apoyó mis
"locuras" y estuvo siempre a mi lado y al lado de mis hijos. A mí me causó
una pena muy grande el dolor que él sintió a raíz de mi enfermedad.

Después de que se marchó mi abuelito de la casa, yo no sabía qué
hacer pues me tocó consolar a mi abuelita que estaba muy preocupada
y muy angustiada. Le repetí una y mil veces que se tranquilizara ya que
todo saldría bien. La abracé, le conté de los grandes adelantos médicos
que hay en Estados Unidos y, para animarla y hacerle entender que tenía
una esperanza de salir adelante, le comenté del libro que venía leyendo
en el avión que hablaba de un protagonista triunfador. Yo también estaba
muy asustada, pero me causaba mucha pena verla a ella, una persona tan
mayor, preocupándose así por su nieta. Siempre hemos tenido una relación muy estrecha y ella sentía que estando tan lejos de mí no iba a poder
hacer nada por nosotros.

Esa tarde estaba yo descansando en la recámara cuando mi abuelita
me dijo que mi papá me llamaba por teléfono. Se había enterado de la
noticia por medio de uno de mis hermanos y quería hablar conmigo. Mi
reacción inicial fue de susto pues nuestra relación siempre había sido muy
distante. A través de los años, me había costado mucho trabajo superar y
aceptar la relación tan fría que había entre ambos.

Desde pequeña había sentido un rechazo muy fuerte de su parte y
toda la vida había luchado contra eso. Aun de mayor y ya siendo madre
de dos hijos, yo había intentado un acercamiento con él pero me parecía
que siempre me había topado con un hombre duro y rígido que no tenía el
menor interés ni en mí ni en sus nietos. Por alguna razón, las pocas veces
que nos veíamos se las ingeniaba para hacerme sentir que no era "digna"
de ser su hija, y en muchas ocasiones me atacaba tan fuerte que me sentía
como si creyera que yo era su enemiga, aunque realmente nunca entendí
por qué. Así que cuando mi abuelita me dijo que mi papá me llamaba
por teléfono, yo no le quería contestar porque tenía miedo. "¿Qué querrá
decirme?", me pregunté. Pensé por un instante no tomar la llamada, pues
creía que me iba a atacar emocionalmente; pero estando en casa de mis

abuelitos y justamente a lado de ellos, no me quedó más remedio que contestarle, dada la insistencia de ambos.

Tal y como me lo imaginé, la llamada no fue nada positiva porque, después de que me exigió una explicación y un reporte acerca de mi condición, se limitó a decirme que eso era lo que me había buscado por "la clase de vida que llevaba en Miami" y que "eso" me lo habían contagiado. Yo lo escuche incrédula y empecé a llorar, pues sus comentarios me hirieron profundamente, sobre todo porque en esos momentos tan difíciles lo que menos necesitaba era una agresión injustificada. Terminé de escucharlo, pero no fui capaz de contestarle nada, pues mi llanto era tan fuerte que me impedía siquiera hablar. Era una mezcla de dolor, incredulidad, enojo y muchos otros sentimientos entrelazados, así que no le dije nada; simplemente lo dejé terminar de hablar y me despedí de él. No nos habíamos comunicado en más de un año, y en ese momento pensé que sería mejor dejar pasar otro año de la misma manera. Me regresé a mi cuarto llorando y sintiéndome sumamente herida, y ahí estaban mis abuelitos esperándome. Inmediatamente se dieron cuenta de que su llamada me había hecho mucho daño. Me senté en la orilla de la cama y ellos, preocupados, me abrazaban, me consolaban y me pedían que tratara de entenderlo, ya que era su manera de expresar su enojo ante mi situación. Mi abuelito salió del cuarto y unos minutos más tarde regresó con una taza de té caliente para mí. Me dijo que me la bebiera, que me tranquilizaría un poco; su gesto me conmovió de verdad.

A la mañana siguiente mi papá llamó nuevamente a la casa, pero en esa ocasión habló únicamente con mi abuelita, a quien le pidió que me informara que él mismo me llevaría a Texas para pedir una segunda opinión sobre mi situación. Había decidido que quería llevarme a la clínica a la que tanto él como mis abuelitos habían acudido regularmente durante toda su vida, para que ahí doctores de su entera confianza me revisaran y me diagnosticaran "correctamente". Cuando mi abuelita me contó esto, yo la verdad estaba un tanto incrédula. Al principio pensé que mi papá quería representar el papel de héroe rescatando a la hija caída. Nunca se había preocupado por mi salud, prácticamente no conocía a mis hijos, y desde que yo salí de mi casa la primera vez nunca me había ayudado económicamente, ni siquiera en situaciones difíciles, así que no entendía cómo era posible que en ese momento fuera a tomar de su tiempo y de su dinero para ayudarme. La verdad, me resultaba muy difícil de creer y así se lo expresé a mi abuelita. Ella insistía en que era mi padre y debía dejarme ayudar y guiar por él. En esos momentos, yo estaba aún más confundida de lo que estaba antes de llegar a México.

Después del desayuno llamó mi papá nuevamente para hablar conmigo. Estaba más tranquilo que el día anterior y su tono era menos agresivo conmigo. Me pidió que fuera con él a Texas a obtener una segunda opinión y se ofreció a cubrir todos mis gastos, puesto que ya para entonces se había enterado de que mi situación económica era difícil. Yo sabía que no tenía nada que perder, y sin embargo sí tenía mucho que ganar, ya que además de tener una segunda opinión, podría aprovechar el viaje para hacerme varios de los exámenes que el Dr. D. me había solicitado, lo cual representaría una gran ayuda económica para mí. Le agradecí mucho su ofrecimiento pero desde ese día le expliqué que yo pensaba tratarme y operarme en Miami porque quería estar junto a mis hijos durante todo ese proceso. No quería que hubiera malentendidos sobre lo que yo haría para intentar restablecerme. Le hice ver, a él y a todos, que yo no era ninguna tonta que jugaba a ser la mártir, sino que yo era una mujer determinada a pelear con todo lo que me fuera posible para vencer esta difícil enfermedad tanto por mis hijos como por mí misma, pero a mí manera, de la forma en que yo creyera conveniente. Después de escucharme, nos pusimos de acuerdo para vernos en Texas una semana más tarde.

Esa misma mañana me llamó por teléfono Tere, mi tía, para decirme que su mamá quería hablar conmigo. Su madre es una señora a la que había visto a través de los años en reuniones, bodas y fiestas familiares pero con la que realmente nunca había tenido una relación íntima, así que hasta cierto punto me sorprendió el hecho de que quisiera hablar conmigo. Tere me comentó que le había dicho que quería compartir algo que ella había vivido y que era similar a lo que me estaba sucediendo, así que me llevó a su casa y nos dejó a solas para que pudiéramos conversar tranquilamente.

Doña Enriqueta es una señora muy guapa, distinguida y elegante a la que siempre había admirado por la manera en que cuidaba de su persona. Yo pensaba que ella había vivido una vida fácil y desahogada, llena de fiestas y compromisos sociales y sin mayores preocupaciones. Era una persona con una excelente situación económica gracias a su marido. De su vida íntima sabía muy poco, así que cuando me contó que ella había padecido cáncer en los ganglios hacía algunos años me quedé sumamente sorprendida. Durante un largo rato me habló de su experiencia personal y de lo difícil que había sido para ella el sobrellevarla, puesto que, a pesar de que cuando le pasó estaba casada y sus tres hijos eran ya adolescentes, en esa época los problemas médicos se trataban con mucha discreción. Por esa misma razón, no contaba con el gran sistema de apoyo emocional tanto de la familia como de los amigos con el que se puede contar ahora, pues antiguamente este tipo de problemas eran "secretos de familia".

Su relato me conmovió mucho a pesar de que nuestra situación, tanto familiar como económica, era diferente. Por primera vez comprendí que no estaba sola con este problema y que el cáncer es algo que ataca a cualquiera. Ese día me sentí realmente privilegiada de que hubiera compartido su experiencia conmigo, y gracias a su charla supe que debía ser fuerte y afrontar la situación con dignidad y entereza, tal y como lo había hecho ella en su momento. Su relato me pareció particularmente conmovedor porque, como he mencionado, a pesar de haberla conocido y tratado durante muchos años, ni siquiera me había imaginado que ella hubiera afrontado una situación así de difícil.

Gracias a esa charla comprendí el valor de la comunicación y de la información que surge cuando alguien que ha vivido un problema similar puede aportar a quien comienza a vivirlo. El verla tan segura de sí misma, tan fuerte, tan digna, y al mismo tiempo reviviendo algo tan difícil, personal y frágil, me dio valor para enfrentar mi situación con mayor seguridad. Fue en ese entonces que comprendí que algo tan difícil como el cáncer puede crear un lazo de cariño y apoyo entre dos mujeres de dos generaciones diferentes. Dos mujeres luchando por su vida. Dos mujeres enfrentando las mismas dificultades. Dos mujeres tratando de sobrevivir. Su melancolía al relatarme su situación, sus vivencias, sus miedos, sus sufrimientos, su lucha y su determinación para salir adelante por sus hijos fueron para mí como una inyección de entusiasmo, fe, determinación y valentía, y definitivamente un gran ejemplo. Fue gracias a esa conversación que comencé a edificar los pilares de mi lucha a lo largo de mi *etapa difícil*.

Esa misma tarde me marché de México un poco triste pero muy conmovida por la charla con doña Enriqueta. La despedida de mis abuelitos fue realmente difícil. Mi abuelita, que es una mujer muy dura por naturaleza, empezó a llorar nuevamente y de una manera incontrolable; me partía el alma verla así. Mi abuelito, que intentaba ser fuerte, se veía muy preocupado. Hubiera querido evitarles esa angustia, pero era una situación totalmente fuera de mi control. Las emociones de esa despedida no son fáciles de explicar porque hasta cierto punto la palabra cáncer es una sentencia. Aunque en la actualidad no signifique necesariamente la muerte, sí significa una lucha muy fuerte para seguir viviendo, y a los tres se nos cruzó el pensamiento de que quizá no nos volveríamos a ver más. A pesar de que quería mantenerme con una actitud positiva, el miedo que da el cáncer es algo muy difícil de explicar y no siempre se puede ocultar.

Al regresar a Miami me sentí feliz de estar nuevamente en mi casa, con mis hijos. Los besé, los abracé y traté de explicarles cómo fue que durante mi viaje a México me di cuenta de que había muchísima gente que nos quería y nos apoyaría durante ese tiempo. Esa noche, cuando estábamos listos para irnos a dormir, una vez que terminamos de rezar, Izzy me miró directamente a los ojos y, con miedo en su tierna vocecita, me preguntó si ya sabía si me iba a morir o no. Por un momento no supe qué contestar pues era algo para lo que ni yo misma tenía respuesta. No quería mentirle así que me limité a prometerle, como lo había hecho con Tommy, que haría todo lo posible por curarme porque quería vivir con ellos hasta que fueran grandes. A su nivel y de una manera honesta, le expliqué por qué motivo no lo sabía con certeza puesto que únicamente Dios decide cuándo es nuestro momento de partida. Fueron momentos muy emotivos para los tres, así que, como concesión especial, esa noche los dejé dormir en mi cama conmigo.

Estando nuevamente en mi casa, en mi ciudad, en mis rumbos, me sentí con una sensación nueva, unas ganas fuertes de seguir viviendo. Si bien estaba agobiada por el viaje, por las emociones fuertes, por la noticia, comencé a darme cuenta de que en los momentos difíciles se abren nuevas puertas y aparecen almas buenas que iluminan y guían nuestro camino. Desde esos primeros días la vida comenzó a darme lecciones muy grandes de bondad, compasión, amor y ternura que desde un principio supe que debía saber apreciarlas, entenderlas, aceptarlas, aprenderlas y, sobre todo, agradecerlas.

> ### *Reflexiones:*
>
> ❀ Pienso que la honestidad con los miembros de la familia es de primordial importancia al momento de lidiar con una enfermedad.
>
> ❀ Tanto los padres como los hijos del enfermo tienen el derecho a saber la realidad de la situación. Muchas veces por querer evitarles una pena les hacemos más daño. Los seres humanos tenemos potenciales inmensos de crecimiento y muchas veces nos sorprendemos de lo que son capaces aquellos a quienes consideramos débiles.
>
> ❀ Diversos estudios demuestran que cuando los niños se enteran de las enfermedades de los padres directamente por ellos desarrollan un sistema de confianza que los ayuda a enfrentar la situación.
>
> ❀ Cuando uno enfrenta una enfermedad difícil, el apoyo es primordial. Es momento de pensar en uno mismo, y también de aprender a ser humilde y a aceptar la ayuda y el apoyo de los demás.

La segunda opinión

Durante los pocos días que estuve en Miami antes de partir a Texas a encontrarme con mi padre en busca de una segunda opinión médica, el caos comenzó a sentirse en mi vida. El teléfono sonaba constantemente. A diario siempre llamaba alguien que acababa de enterarse de lo que estaba pasando conmigo.

Los niños continuaban con sus actividades normales en la escuela y yo había hablado con el director de la misma para explicarle la situación y pedirle que pusiera atención de una manera especial en el comportamiento y el estado de ánimo de mis hijos. Necesitaba que me informara si él o las maestras notaban algún cambio en su conducta o en sus calificaciones para tratar de manejarlo de la mejor manera posible. Sé que una alteración en la estructura fundamental del hogar puede tener repercusiones en el comportamiento de un niño. Yo sabía que lo que en ese momento estaban afrontando mis hijos con su madre no era una cosa sencilla ni fácil de asimilar.

Después del asombro inicial que la noticia les causó, tanto el director como las maestras y los padres de familia que se fueron enterando comenzaron a brindarnos su apoyo. Cuando yo los llevaba o los recogía de la escuela, invariablemente me detenía alguien para decirme algunas palabras de aliento o para ofrecerme ayuda. Señoras y señores a los que apenas había visto en reuniones de la escuela se paraban a platicar conmigo y a reiterarme que estábamos en sus oraciones y que querían apoyarnos en esos momentos difíciles. Si bien yo no quería que mis hijos se sintieran con presiones extras simplemente porque su mami tenía cáncer, sí quería que en la escuela sus maestras les prestaran cuidado especial cuando se sintieran tristes, confundidos o asustados. Con este cambio repentino de situación en el hogar, su escuela era el lugar en donde necesitaban encontrarse más a gusto.

A decir verdad, la idea de viajar a Texas yo sola con mi padre me asustaba un poco. Dado el estado de nuestra relación personal, yo no sabía ni de qué platicaríamos, ni de qué humor estaría conmigo, ni si realmente me iba a apoyar y a ayudar o si simplemente quería quitarse un poco el sentimiento de culpa por la falta de relación que había entre nosotros. Es extraño escribirlo, pero creo que una de las personas que menos me conocían hasta ese momento era él, y me resultaba un tanto incómodo siquiera pensar en la situación que viviríamos tres días solos los dos bajo esa tensión tan fuerte. De todas maneras, ya decidida a hacer el viaje, traté de tomarlo como algo positivo y bueno dentro de lo caótico del caso. Muy dentro de mí, me daba gusto pensar que por lo menos en ese momento mi padre se estaba preocupando por mí, y ese era un sentimiento que yo realmente no recordaba haber sentido antes.

Llegó el día de mi partida y durante todo el vuelo me sentía inquieta al sólo pensar cómo serían esos días con mi papá. A pesar de que estaba muy asustada por el cáncer, también me preocupaba la situación entre nosotros, aunque le estaba muy agradecida por haberse ofrecido a llevarme a obtener la segunda opinión. Había un gran muro invisible entre ambos y no sabía cómo se podría derribar, o si ahí se quedaría.

Después de un pequeño contratiempo por el cual tuvieron que desviar el vuelo a Nueva Orleáns, Luisiana, finalmente aterrizamos en San Antonio, Texas, y ahí en la sala de espera se encontraba él. Lo vi, le sonreí y le di un abrazo y un beso, y su primer comentario fue para decirme que los anteojos que traía puestos estaban realmente feos; y me preguntó si los necesitaba para ver o si los llevaba puestos simplemente por gusto. Me sentí incómoda con la pregunta pues me parecía innecesaria así que respiré profundamente antes de contestarle. Además de que los utilizaba porque los necesitaba, personalmente creía que eran un modelo lindo pero, como todo, es cuestión de gustos. De cualquier forma, en ese momento supe que mi papá era como era y que el hecho de que estuviera haciendo una buena obra conmigo no significaba que iba a cambiar su manera de ser. Decidí no permitir que ese tipo de comentarios me afectaran y simplemente me limité a contestarle que mis lentes eran para poder ver bien.

Recogimos el equipaje y comenzamos a manejar rumbo a la clínica, que quedaba como a una hora y media por carretera. Nos subimos al auto y durante todo el camino no hicimos más que platicar de cosas triviales como el clima, el paisaje y el tráfico de los pueblos que atravesábamos. Antes de llegar a nuestro hotel, paramos a cenar en un restaurante que se encontraba justo enfrente del mismo y cerca del complejo médico. Era de noche y los dos estábamos cansados por el viaje. Afortunadamente mi papá había reservado dos habitaciones en el hotel, con lo cual me sentí más tranquila porque pensé que así por lo menos tendría momentos de privacidad para poder llorar a solas.

A la mañana siguiente nos levantamos antes del amanecer y nos presentamos en el hospital, como habíamos acordado previamente, para comenzar los exámenes a las seis de la mañana. Aprovechando el ofrecimiento de mi padre de ayudarme con ese gasto y suponiendo que el diagnóstico sería el mismo, además de llevar las radiografías, el ultrasonido y el resultado de la biopsia que me habían practicado en Miami, también había llevado la receta de los exámenes que el Dr. D., mi cirujano oncólogo, me había entregado. Sin esos exámenes no me podían operar, y cuando uno se encuentra bajo esas circunstancias, los días se pasan muy lentamente debido al miedo y a la angustia de que el cáncer se siga propagando. Durante ese viaje yo quería abarcar lo más posible puesto que por tres días completos no saldría del hospital, y así adelantaba el proceso con la ayuda de mi padre.

Noté a mi papá preocupado por mi situación y el sentimiento que me invadía era algo raro. Por una parte, me daba pena verlo así de nervioso y angustiado por mí, pero por otra parte me daba gusto sentir que se estuviera preocupando así y me alegraba mucho de tenerlo ahí, a mi lado. Entre exámenes, análisis y pruebas quedaban ratos muy largos en las diferentes salas de espera del hospital, y era entonces cuando yo aprovechaba para leer toda la información que conseguía acerca del cáncer de seno. Yo prefería pasar el tiempo ocupando mi mente para tratar de hacer la espera menos fastidiosa, y cuando encontraba información nueva la compartía con mi papá. Aunque yo sentía que él trataba de apoyarme, muchos años de incomunicación y de falta de relación no se pueden borrar de la noche a la mañana, así que, a pesar del esfuerzo de ambas partes, la situación era un tanto tensa.

Su preocupación y sus nervios llegaron a ser molestos para mí: entre espera y espera, él insistía en que el cáncer me lo habían contagiado. Sé que no lo decía en serio porque él es un hombre muy culto y educado, más bien creo que era su manera de desahogarse y encontrar algún culpable para una situación tan difícil. Yo iba bien preparada mentalmente para no dejar que sus comentarios me hirieran o me afectaran, y decidí ver en sus palabras el reflejo de un padre confundido y asustado que no sabía de qué otra manera reaccionar.

En cuanto tuvimos la primera consulta con el médico general le pedí a éste una explicación acerca de los factores que causaban ese tipo de cáncer y le pregunté directamente si existía la posibilidad de que la causa fuera un contagio. El doctor nos miró un tanto incrédulo por la pregunta, pues tenemos la apariencia de ser personas educadas y cultas, que saben —que deben saber— que el cáncer de seno no se contagia, pero aún así nos lo reiteró varias veces.

Para poder examinarme, el doctor le pidió a mi papá que se saliera un momento de su consultorio y nos dejara a solas. Entonces aproveché la ocasión para explicarle que mi papá estaba asustado por mi situación y que no le parecía bien el hecho de que yo viviera sola con mis hijos en Miami, lejos de toda mi familia, por lo que ahora me decía que el cáncer me lo habían contagiado en esa ciudad. El doctor comprendió que esto era simplemente un problema familiar y de una manera muy profesional le enfatizó repetidamente a mi padre que no había forma alguna de padecer ese cáncer por contagio.

Ese mismo día, Migue, mi hermano menor, llegó al hospital para acompañarnos durante el día. Me dio gusto verlo ahí porque, aunque en el último año nos habíamos distanciado, el simple hecho de que estuviera ahí hacía la situación con mi padre menos tensa.

Finalmente, después de tres días de exámenes, radiografías, análisis y demás, nos preparábamos para marcharnos, una vez que termináramos con la última consulta pendiente, que sería con el oncólogo especializado. Todas las opiniones anteriores, tanto la del médico general como la del radiólogo y la del patólogo, coincidían con las de Miami, así que mi papá y yo supusimos que esta última visita sería igual a las anteriores. Con esta expectativa en mente, esa mañana, al salir del hotel rumbo a la clínica, dejamos listo nuestro equipaje porque creíamos que nos marcharíamos en cuanto nos dieran el único diagnóstico que nos faltaba.

Después de una corta espera, el oncólogo nos recibió y nos confirmó el diagnóstico de cáncer de seno. Nos habló de la posibilidad de que hubiera metástasis y nos explicó que la única manera de saber si se me había dispersado o no era la extirpación y análisis de los ganglios linfáticos. Me alivió un poco saber que su diagnóstico era exactamente igual al que me había dado el Dr. D. en Miami, pues por lo menos ya estaba segura de que en ambos lugares las opiniones eran iguales y el proceso a seguir era prácticamente el mismo. También me alegraba escuchar que todos los doctores nos enfatizaban que el tratamiento debería llevarse a cabo en mi lugar de residencia, puesto que iba a ser largo y difícil y debía tratar de mantener mi modo de vida más o menos estable por el bien de mis hijos.

Repentinamente, el doctor se puso de pie, encendió su lámpara de ver los rayos X y nos dijo, con una voz muy seria: "Sin embargo, siento mucho ser yo el que les informe esto, pero hemos encontrado un tumor en el riñón y por sus características nos parece que también es cáncer. El problema serio aquí es que la metástasis del cáncer de seno no se va al riñón sino a los pulmones, a los huesos y al cerebro, así que creemos que estamos lidiando con otro tipo de cáncer diferente. En nuestra opinión, lo primero que se debe de hacer es una operación para sacar el tumor, ya que las biopsias en los riñones pueden generar lecturas incorrectas. Las masas o tumores grandes como éste pueden estar invadidos de células cancerosas únicamente en determinados lugares, y si durante la biopsia la aguja entra en un lugar que no tiene células cancerosas, se puede creer que el tumor es benigno cuando en realidad no lo es". Según nos informó, la apariencia encapsulada del tumor y sus características por sus años de experiencia médica, lo llevaban a determinar que efectivamente el tumor era otro cáncer.

Mientras escuchaba al doctor, mi mundo se derrumbaba de nuevo, pero esta vez tenía a mi padre a mi lado. Podía ver el miedo reflejado en su rostro. Sabía que debía ser fuerte pero me costó mucho trabajo serlo. Ese diagnóstico no me lo esperaba ni remotamente, y me tomó realmente por sorpresa. Aparentando estar interesada en el aspecto de mi tumor, me levanté de la silla y me puse delante de la radiografía para que el doctor me enseñara exactamente de lo que me estaba hablando. No sé leer radiografías, pero a simple vista se veía una bola como una canica grande ubicada en la parte izquierda del riñón izquierdo. Comparándolo con el otro riñón, se podía ver la diferencia a simple vista.

Nuevamente no sabía qué hacer, estaba muy confundida y aún más asustada; quería llorar pero sabía que debía ser fuerte, esa vez por mi papá. Ahí mismo el oncólogo me mandó a hacer unos nuevos análisis y otra serie de estudios porque también le habían parecido sospechosas unas ligeras manchas que se podían apreciar en uno de mis pulmones y en ciertas partes de mi columna vertebral. Se disculpó nuevamente por la mala noticia —sus palabras mostraban compasión— y nos indicó que debíamos regresar a consulta con el médico general, que tenía nueva información sobre mi caso.

Yo veía a mi papá, y me sentía muy mal por él. Estaba muy nervioso y asustado. Hasta cierto punto me estaba pasando lo mismo que me había pasado con mi abuelita en México cuando le di la mala noticia, y tuve que ser yo la fuerte y la que le diera ánimos, porque él se estaba desmoronando. No me gustaba verlo así. En ese momento ya no había nada más qué hacer, excepto seguir las instrucciones del oncólogo. Nuestros planes de regresar a casa para ese día se habían cancelado. Así comenzó otro día más de análisis, radiografías y exámenes.

Esa noche fue difícil para mi papá y para mí. Salimos a cenar a un restaurante cerca del hotel y tratábamos de entablar conversación acerca de la comida, el vino o el lugar. De alguna manera evitábamos tocar el tema de la enfermedad. Lo único que me repetía constantemente mi papá era que esos doctores sí eran buenos, que eran de lo mejor y que debería considerar la posibilidad de dejarme operar y curar por ellos ahí en esa clínica y no en Miami. Yo no quería seguir con la misma explicación, pero mi decisión estaba tomada. Necesitaba estabilidad para mis hijos.

Al día siguiente hicimos nuestra última ronda por el hospital. Hablamos con los doctores y nos entregaron los exámenes. Afortunadamente ya no habían encontrado nada más, así que podíamos marcharnos a casa. Tratando de aparentar una calma que no existía, nos despedimos de los doctores y del personal administrativo del hospital. Nos regresábamos con estas malas noticias a nuestros respectivos hogares, pero por lo menos ya teníamos una segunda opinión y un cuadro muy claro acerca de la dificultad de mi situación.

La carretera de regreso al aeropuerto me pareció eterna. Hablábamos, pero los silencios eran más elocuentes que las conversaciones. Yo sentía que los ojos se me llenaban de lágrimas constantemente pero quería evitar que mi papá me viera llorar, así que volteaba la cabeza aparentando ver el paisaje. Quería huir de todo. Quería tomar mi avión, regresar a mi casa, estar con mis hijos y tomar decisiones. Necesitaba mi tiempo y mi espacio para tratar de encontrarle el sentido a lo que me estaba pasando. Necesitaba estar a solas para meditar y pensar, para tratar de entender y asimilar lo que realmente me estaba sucediendo. Creía que la situación era difícil cuando recibí el diagnóstico de cáncer de seno. Ahora me encontraba con este nuevo cuadro clínico que era realmente devastador. Necesitaba pensar.

Casi al final del viaje, mi papá me pidió que regresara a mi casa y pensara muy bien lo que haría. Me ofreció su apoyo y cierta ayuda económica, pero me puso condiciones para ésta, y a decir verdad, ya me estaba cansando de la ayuda condicionada de algunos familiares. Le agradecí enormemente lo que estaba haciendo por mí, pero le reiteré que yo quería mantener la mayor estabilidad posible para mis hijos y le dije que estaba muy a gusto y me sentía muy bien con los doctores de Miami. Con firmeza le pedí que respetara mi decisión tratando de hacerle ver que debía entender que quien más interés tenía en curarse era yo misma, y nadie deseaba mi restablecimiento más que yo. Después de un largo silencio se ofreció nuevamente a apoyarme durante esta *etapa difícil,* y desde ese momento le encontré un nuevo significado a mi enfermedad: por alguna razón divina, estaba empezando un acercamiento entre mi padre y yo, algo que durante años yo había querido lograr.

Reflexiones:

🕮 Desde el punto de vista médico, es indispensable obtener una segunda opinión cuando se enfrenta una enfermedad como ésta. Los médicos son seres humanos y, por ende, pueden equivocarse en sus interpretaciones, por lo cual es vital la confirmación del diagnóstico por parte de otra fuente.

🕮 El universo funciona de una manera con una sabiduría divina inexplicable. Los seres humanos debemos aprender a transformar la adversidad en oportunidad. Eso fue lo que yo hice respecto a la relación con mi padre, la cual comenzó a transformarse de una manera positiva a raíz del sufrimiento por la enfermedad.

Las operaciones

Mi mami se tuvo que ir al hospital para que la operen. Yo estaba muy muy muy muy asustado. Mi hermanita Izzy estaba llorando mucho porque mi mami estaba en el hospital por muchos días. Yo estaba muy preocupado y en las noches no me podía dormir, pero en el día mis amigos en la escuela me hacían sentir muy bien porque todos los días me preguntaban si mi mamá se sentía mejor. Mientras estaba en el hospital, Izzy y yo la visitamos casi todos los días y le llevamos flores, cartas que le escribimos y unos collares que le hicimos en la casa.

Tommy

Al regresar a Miami de mi viaje de segunda opinión a Texas, mi preocupación principal era concertar una cita para ver nuevamente al Dr. D., mi cirujano oncólogo, para entregarle los resultados de los exámenes que me había ordenado y para que revisara mi nuevo cuadro clínico. Una vez que la obtuve, me dirigí a su consultorio, pero en el trayecto me pasó una cosa muy curiosa: perdí la voz. Así es, me quede afónica, totalmente afónica, muda, y no me salía ni una sola palabra. Fue una sensación horrible que nunca antes había experimentado.

Llegué al consultorio y durante la entrevista con el médico tuve una sensación de impotencia impresionante, ya que además de tratar desesperadamente de comunicarle al doctor todo lo que sentía, tenía muchas dudas y no podía hablar. Había regresado de mi viaje llena de preguntas, y en ese momento no me salía la voz, no podía decir nada. Además, curiosamente, mientras más esfuerzo hacía por hablar, menos voz tenía y más me angustiaba y me frustraba.

El Dr. D., con la paciencia y la experiencia que lo caracterizan, me decía que no me preocupara, pues me había quedado afónica como resultado de la tensión por la que estaba pasando, así que me recetó unas gotas y descanso, y me aseguró que en un par de días volvería a hablar normalmente.

Yo necesitaba comentar con él lo del tumor del riñón, pedirle su opinión y su recomendación acerca de un médico especialista en oncología renal. A señas y escribiendo en un papel, me entendió y se contactó inmediatamente con Tito, nuestro amigo el patólogo, y entre los dos decidieron quién sería el médico que me trataría el tumor del riñón.

El Dr. D. estaba muy consciente de mi situación económica por lo que me sugirió que, ya que había que hacer también la operación del riñón, la hiciéramos al mismo tiempo que la del seno; aunque iba a ser más larga y difícil la recuperación, iba a ser mejor para mi economía. Al hacerlas al mismo tiempo tendríamos la ventaja de utilizar un sólo día el quirófano, el anestesiólogo, el personal del hospital, la sala de recuperación, la sala de cuidados intensivos, etc.

A decir verdad, este doctor ha sido otro ángel en mi camino puesto que por primera vez en mi vida me topé con un médico que realmente ama su profesión y es consciente de la situación económica de sus pacientes, la entiende y los apoya. Además de ayudarme con la sugerencia de las operaciones conjuntas, un día llegó a visitarme al hospital y me llevó la tarjeta de presentación de la persona encargada de los servicios financieros de ayuda a pacientes del hospital. Si no hubiera sido por él, nunca me habría enterado de que existía la posibilidad de que ese departamento me ayudara a lo largo del proceso; con todo su cuidado me demostró que realmente me tomaba en cuenta como persona, como ser humano. Aunque varias veces le he escrito notas de agradecimiento y mis hijos le han hecho algunos dibujos para adornar las paredes de su consultorio, no terminaré nunca de darle las gracias por todo lo que hizo por mí, por su dedicación, por su compasión y por el respeto que le tiene a su profesión. Él verdaderamente me ha demostrado que aún quedan doctores que realmente practican la medicina por amor y que no todos los médicos de Estados Unidos tienen como principal objetivo la remuneración económica, como llegué a pensar en muchas ocasiones.

Las operaciones

Ese día salí de la consulta nuevamente con lágrimas en los ojos. A esas alturas creo que tenía el hígado más limpio que existía en la ciudad (se dice por ahí que el hígado se limpia con las lágrimas); aunque he llorado toda la vida porque soy una persona sumamente sensible, durante esa época estaba extremadamente sentimental y las lágrimas brotaban de mis ojos con suma facilidad. Como cosa rara, a esa consulta había acudido sola a pesar de que varios amigos se ofrecieron a acompañarme. Creo que dentro de mí sentía que mis días de independencia estaban llegando a su fin, al menos temporalmente, y sentía una necesidad inmensa de valerme por mí misma.

Una de las situaciones más agobiantes durante todo el proceso de la enfermedad fueron las llamadas telefónicas constantes. Aunque yo sabía que eran de gente que me quería y que estaba preocupada por mí, llegó un momento en que las llamadas me inquietaban o me cansaban más de lo debido. Aunque estoy eternamente agradecida por los gestos de preocupación de quienes se interesaban en mi restablecimiento, creo que quienes acompañan el camino del enfermo deben saber que es difícil para el paciente responder las mismas preguntas constantemente. Desde el momento en que me empecé a sentir mal, agobiada y sumamente estresada, decidí limitar el número de llamadas telefónicas que contestaba cada día. Era particularmente difícil cuando mi familia me llamaba constantemente a pedirme la fecha de las operaciones porque las fechas no dependían de mí. Yo sabía que ellos lo hacían para poder encontrar tarifas bajas de vuelo para poder estar conmigo y que debían notificar en sus respectivos trabajos, pero al no tener noticias concretas que darles me estresaban mucho tantas llamadas. Hubo varias ocasiones en las que me hicieron sentir realmente mal por el hecho de que yo no podía darles una respuesta; no entendían que, aunque yo tratara de agilizar el proceso, todo estaba en manos de los calendarios de los doctores y tenía que regirme por ello. Llegó un momento en el que decidí no contestarles más el teléfono hasta que tuviera la información que ellos querían. Estaba aprendiendo a establecer límites. Escribo acerca de esto porque me parece que quienes acompañan al paciente durante su lucha para recuperar la salud deben saber que en ocasiones las dudas e inseguridades de los demás pueden tener repercusiones adversas en los enfermos. Los pacientes son concientes de que cuentan con el apoyo de los seres queridos, pero por su parte los seres queridos deben respetar el tiempo del enfermo.

Una tarde recibí la llamada con la cita para ver al oncólogo renal. Como me la dieron con ocho días de anticipación, llamé por teléfono a mi mamá para avisarle y para pedirle que viajara a Miami para estar con nosotros. Ella se había ofrecido a acompañarnos mientras me recuperaba de las operaciones, para ayudarme un poco en la casa con los niños. Aunque aún no tenía fecha de operación, supuse que sería a los pocos días de reunirme con el médico.

Mi mamá llegó a Miami justo un día antes de mi cita, así que pudo acompañarme a esa primera consulta con el oncólogo renal. Cuando lo vi por primera vez me pareció sumamente joven para tener tanta experiencia como decían, y a decir verdad su baja estatura y su cara de niño me hacían cuestionarme si realmente era tan profesional y experto como me habían dicho. Estaba pensando eso cuando me informó que no era tan joven como parecía y me aseguró que ese tipo de operaciones eran rutinarias para él. Por un momento pensé que estaba adivinando mis pensamientos, pero con sus explicaciones me hizo sentir más confianza en él.

Revisó mis radiografías y, sin más, diagnosticó lo mismo que el doctor de Texas: el tumor era canceroso porque estaba encapsulado y mostraba las características típicas del cáncer. Me explicó entonces que trataría de hacerme una operación de riñón parcial, es decir, quitándome el tumor y la parte del riñón afectada por el mismo pero tratando de evitar quitarme el riñón completo. No estaba seguro de que lo pudiera hacer porque, como me dijo, "hasta no abrir y ver el tamaño exacto del tumor y la situación ahí dentro no puedo tomar la decisión". Afortunadamente estuvo de acuerdo con mi cirujano oncólogo, el Dr. D., en que programaríamos las operaciones para el mismo día, así que lo único que quedaba era que ambos doctores coordinaran la fecha en que estuvieran disponibles para hacerlas.

El tiempo de espera entre el diagnóstico y la coordinación de ambos médicos para determinar la fecha de la operación fue una verdadera agonía. Por una parte, no podía dejar de imaginarme que el cáncer quizá se seguía propagando dentro de mi cuerpo sin que yo pudiera hacer nada para detenerlo. Y por otra parte, sabía que las operaciones no dependían

Las operaciones

de mí y no había nada que yo pudiera hacer para acelerar el proceso. Aunque había llamado varias veces a las secretarias de ambos doctores para pedirles fecha de operación, sentía que ellas no tenían prisa alguna en que se me operara.

Pasaron nuevamente varios días y mi impaciencia crecía a cada momento. Por fin, casi diez días más tarde llamé nuevamente al consultorio y me dijeron que no podrían operarme hasta dentro de dos meses porque los horarios de los doctores no coincidían. Al oír eso me sentí muy mal, no lo podía creer, me enojé muchísimo y grité a la muchacha que me dio la información. Mi frustración era enorme y le pedí que por un momento se pusiera en mi lugar y se diera cuenta de lo difícil que era vivir con cáncer y sentir que ahora la situación no dependía de mí para salvarme sino de los doctores, y que estaba frustrada porque parecía que no llegábamos a ninguna conclusión. Lloré con ella un momento, se compadeció de mí, y finalmente me dijo que entendía mi situación y que trataría de hacer algo. Tras ese acuerdo, colgamos el teléfono. Estaba muy frustrada. Media hora más tarde me llamó para decirme que había hablado con los doctores y que estaban dispuestos a operarme el sábado de esa misma semana, es decir, dos días más tarde. Aunque me pareció un poco apresurado, acepté emocionada, porque no quería posponer más la cirugía.

Migue, mi hermano menor, y Verónica, mi hermana, volaron a Miami al día siguiente para estar conmigo. De todos mis hermanos, era a los que menos esperaba ver a mi lado puesto que con ninguno de los dos tenía una relación muy estrecha. Me dio gusto verlos apoyándome, pero al mismo tiempo supe que si ellos habían venido a estar conmigo era porque temían que quizá no sobreviviría a la enfermedad. A pesar de que llamé por teléfono a mi papá para pedirle que me acompañara, él prefirió no hacerlo porque mi mamá estaría conmigo, y desde su divorcio la relación entre ellos es intolerable. A mí me dolió su actitud porque, en una situación como la que yo estaba viviendo, necesitaba el apoyo y el cariño de ambos y no me gustaba que me obligaran a elegir de cierto modo quién estaría conmigo. De todas maneras, en ese momento no tenía tiempo de pensar en problemas familiares ya que debía enfocar todas mis energías en sanarme.

Al día siguiente me fui al hospital a hacerme los exámenes preoperatorios, pruebas de último momento y análisis de preparación para la cirugía. Esa noche casi no dormí. Estaba nerviosa, inquieta y asustada, tanto por lo que pudieran encontrar los doctores al abrirme como por el hecho de dejar a mis hijos. La despedida de ellos antes de irme al hospital fue difícil. Los tres estábamos asustados, aunque cada quien lo disimulaba a su manera. Muy tempranito esa mañana Tom pasó a recogerlos para llevárselos a su casa por el fin de semana, pues yo pensaba que era lo mejor para todos; así estarían un poco alejados del problema mientras pasaba el mayor riesgo de las operaciones. Después de despedirme de ellos con muchos besos, abrazos y una oración, me alisté para irme al hospital. En realidad no llevaba casi nada conmigo además de las radiografías y los análisis que los médicos me habían pedido.

Antes de salir de casa entré por un momento a mi habitación y oré a solas y en silencio. Recé desde lo más profundo de mi alma y me encomendé a mi Dios Padre y Madre, a mis ángeles de la guarda, a mis maestros y guías espirituales, y les pedí con todo fervor que hicieran conmigo lo que estaba destinado para mí. Tenía sentimientos encontrados: por una parte sentía cierta seguridad interna de que las cosas iban a salir bien, pero por otra parte estaba nerviosa por las operaciones. Era una situación difícil ya que, incluso al momento de entrar al quirófano, yo no sabía si saldría con seno o sin él, ni si saldría con riñón o sin él.

Esa mañana, además de mis hermanos y mi madre, Antonio me acompañó al hospital. Es increíble el sentimiento espiritual tan grande que nos une. Su presencia a mi lado en esos momentos me hacía sentir protegida, como si nada malo me fuera a pasar. Desde que lo conozco, he sentido una afinidad muy grande con él y, aunque no somos pareja, nos compenetramos de una manera muy especial. Con su presencia a mi lado he afirmado mi creencia en la reencarnación de las almas, pues siempre he sentido que él y yo venimos compartiendo vidas y acumulando experiencias desde muchas vidas anteriores. Él se queja constantemente de mí diciendo que soy "esa cruz" que le ha puesto la vida, pero sé que me quiere tanto como yo lo quiero a él.

Ya en el hospital, por fin llegó el momento de entrar a la sala preoperatoria. En ésta sólo podían acompañarme dos personas, así que me

Las operaciones

despedí de Antonio y de mi madre para que mis hermanos entraran conmigo. Adentro, las enfermeras verificaron mi identidad, y se sorprendieron al comprobar que mi brazalete tenía como fecha de nacimiento justamente ese día: "¡Bonita manera de celebrar tu cumpleaños!", me decían todas. En realidad, mi cumpleaños no era sino hasta cuatro días más tarde, pero habían cometido un error tipográfico.

Después de que me puse la bata de hospital y de que me conectaran al suero, fueron a saludarme mis dos doctores, quienes una vez más me explicaron el procedimiento. Para mi sorpresa, la operación del riñón sería la primera puesto que el tumor estaba en el riñón izquierdo y debían colocarme recostada del lado derecho en la camilla para que el doctor me pudiera operar. Lo que complicaba un poco la situación era que tanto el tumor del seno y los ganglios linfáticos estaban del lado derecho, entonces el Dr. D. tendría que maniobrar un poco para no afectar la operación del riñón.

Definitivamente estaba asustada y nerviosa cuando llegó el anestesista a hablar conmigo. Le pregunté varias veces si estaba seguro de que podría mantenerme sedada durante todo el tiempo que duraran las operaciones, porque me daba miedo despertarme entre una operación y otra. Más que miedo a despertarme, era miedo a sentir dolor mientras me operaban, pero él me tranquilizó diciéndome que tenía mucha experiencia en "dejar a las mujeres suficientemente dormidas", en un doble sentido que me pareció cómico. En eso estábamos cuando a lo lejos me pareció escuchar una voz familiar hablando con las enfermeras. Levanté un poco la cabeza y me di cuenta de que era Juan. Había llegado a despedirse de mí y había logrado meterse hasta ese lugar restringido a visitantes. Me dio mucho gusto verlo y, después de su acostumbrado regaño porque según él le di mal la dirección del hospital, me apretó la mano, me dio un beso en los labios y me dijo que no podía dejarme ir a la operación sin antes verme y hablar conmigo. Me dio mucha emoción verlo a mi lado. Me apretaba la mano, me acariciaba el pelo y, cuando el camillero llegó a recogerme para llevarme al quirófano, se acercó a mi oído y me dijo "te quiero". Yo únicamente lo miré, le sonreí y le dije "yo sé".

De las operaciones ni siquiera me acuerdo ya que la anestesia funcionó perfectamente bien, como me había dicho el anestesiólogo. Lo que

sí recuerdo es que desperté muy molesta y asustada, creyendo que únicamente me habían hecho una de las cirugías y no las tres (riñón, ganglios
linfáticos y seno). Recuerdo que, aún estando medio dormida, comencé
a reclamarle al anestesiólogo porque, según yo, la anestesia se me estaba
pasando y aún no terminaban las operaciones. Yo creo que las enfermeras
y los doctores están acostumbrados a este tipo de reacciones por parte de
los pacientes, puesto que no me ponían mucha atención y seguían tratando de hacer su trabajo. Finalmente, ante mi insistencia, el anestesiólogo
se acercó a mí y me pidió que me tranquilizara y me explicó que todas
las operaciones habían terminado y que ya me encontraba en la sala de
recuperación. Aunque yo no tenía noción del tiempo, habían pasado casi
nueve horas de cirugía. Durante mi recuperación me desperté varias veces
con la misma inquietud, pero con la misma facilidad volvía a entrar en un
sueño profundo en cuanto alguien me decía que ya me habían operado.

Luego de varias horas me desperté al sentir el movimiento de la
camilla mientras me llevaban a una habitación. Había mucha luz que me
molestaba, y oía a varias personas hablar a mi alrededor. Yo estaba muy
confundida porque no sabía qué era lo que estaba pasando; entonces sentí
la voz de Antonio que me hablaba al oído para decirme que todo había
salido muy bien y que parecía que el tumor del riñón no era canceroso.
Recuerdo que abrí los ojos en ese momento y vi su enorme sonrisa de
alegría; entonces sentí algo así como la presencia de un ángel dándome las
buenas nuevas. De repente me sentí como envuelta en una nube de luz
en donde unas grandes alas blancas me cubrían y me protegían. Hasta el
momento no sé si fue un sueño, una visión o una alucinación por la anestesia, pero fuera lo que fuera, me llenó de paz. En esos momentos no tenía
fuerzas para hablar, simplemente nos apretamos fuertemente las manos y
nos sonreímos. Yo estaba feliz y muy agradecida con la vida.

Viéndolo desde un punto de vista espiritual, pienso que durante mis
operaciones mis ángeles protectores estuvieron presentes conmigo. Desde
el punto de vista científico, me parece difícil creer que dos oncólogos es-
pecialistas en tumores de riñón hubieran diagnosticado mi tumor como
canceroso sin serlo. No fui yo la única sorprendida, ya que los mismos médicos estaban asombrados. Quiero pensar que desde el cielo actuaron ayudándome a aminorar el problema, ya que otro tumor canceroso hubiera

representado un cambio de rumbo en la curación al tener que tratar dos cánceres sumamente difíciles. Estoy convencida de que las oraciones de tanta gente que pedía por mí durante esos días, y la energía positiva de las mismas personas logró hacer que mis ángeles transformaran lo malo en lo bueno para que yo pudiera recobrar más fácilmente la salud. No tengo modo de probar esto, pero quiero pensar que así fue porque me llena de alegría sentirme protegida desde el más allá.

De la sala de recuperación me pasaron a una habitación privada en el departamento de cuidados intensivos de la unidad de oncología del hospital. No recuerdo casi nada de los primeros dos días porque estaba con muchos sedantes para amortiguar el dolor. Lo que sí me acuerdo con mucho cariño es que, cada vez que abría los ojos, veía más flores en mi habitación, lo cual me llenaba de alegría. Sentía la presencia constante de amigos y amigas, y me sentía rodeada de amor. Marco, uno de mis dos hermanos gemelos, llegó al hospital el segundo día; me acuerdo que me dio mucha emoción que estuviera acompañándome porque hacía por lo menos tres años que no nos veíamos.

Extrañaba a mis hijos y quería tenerlos cerca, pero sabía que para ellos sería difícil verme llena de agujas, sueros y conectada a tantos aparatos, así que decidí esperar al tercer día antes de recibirlos en mi habitación por primera vez.

Durante mi estancia en el hospital, mis hermanos se turnaban para quedarse a dormir conmigo en la habitación por la noche y durante el día me ayudaban con los niños. Finalmente, al tercer día mis hijos fueron a visitarme al hospital. Pienso que yo ya no lucía tan abatida y estaba lista para que me vieran. Su llegada fue muy emocionante, pues me llevaban flores, unos collares que ellos mismos me habían hecho, y la Izzy me llenó la habitación con cartas de amor que me había escrito. Le había pedido a mi hermana que pusiera unas fotos de mis hijos en la pared justo enfrente de mi cama, y como eran fotos grandes, de alguna manera me sentía acompañada por ellos en todo momento. A ellos les dio mucho gusto ver sus fotos adornando mi pared. Ahí mismo empezamos a pegar las cartas de mi hija junto a ellas y tanto los doctores como las enfermeras y las visitas se quedaban sorprendidos al leer las frases tan lindas que me escribía: "Mami, espero que ya te alivies para que podamos irnos de compras toda la vida"; "Mami te amo mucho. Espero que te sientas mejor y que nunca te vuelva a dar cáncer"; "Mami, espero que te alivies para que podamos estar juntas para siempre y vayamos a España de vacaciones".

A pesar de la frialdad que caracteriza los cuartos de hospital, en el mío se respiraba amor, energía positiva y buenos sentimientos. Las flores que llegaban constantemente eran el recordatorio de que había un mundo de amigos fuera de esa habitación que pensaba en mí, me recordaba y me mandaba sus buenos deseos. El amor que empecé a sentir durante esos días me sigue acompañando ahora, y estará conmigo siempre. He aprendido que lo que uno siembra lo cultiva y que cuando uno vive en paz con uno mismo y es feliz, lo proyecta a los demás y se regresa. Soy una persona muy afortunada porque la vida me ha enseñado lo que es el amor sincero.

Como lo he dicho varias veces, mi mayor pesar durante todo ese tiempo era cómo se verían afectados mis hijos. Tan frágiles que son los niños y tan inocentes a esa edad que simplemente me asustaba al imaginar lo que sentirían al pensar que podrían perder a su madre. Desde el principio de este proceso decidí que quería que ellos fueran parte integral de mi recuperación, así que esperaba sus visitas diarias al hospital para aprovechar su compañía y empezar a caminar por los pasillos. Quería que sintieran que su apoyo y dedicación sería parte integral de mi recuperación. Como buenos niños, se "peleaban" por jalar la andadera que sujetaba las botellas de suero cuando me tocaba salir a dar un paseo por los pasillos del hospital. Ellos me decían que parecía que nuestros papeles se hubieran invertido y ahora eran ellos los que ayudaban a caminar a su madre, así como yo los había ayudado a caminar cuando eran chiquitos.

Fue precisamente en una de esas caminatas cuando la realidad me pegó fuerte al detenerme a leer el letrero que señalaba la entrada a la sala en donde me encontraba: "Sala de Cuidados Intensivos. Unidad de Oncología". Aunque había visto el letrero varias veces durante mi estancia, en ese momento en particular sentí como un golpe al corazón. Fue como si finalmente fuera consciente de la magnitud de lo que estaba combatiendo. Durante días completos venía a mi mente esa imagen, y me parecía difícil comprender lo que estaba viviendo. Apenas un mes y medio atrás estaba yo disfrutando plenamente de la vida, recibiendo el año nuevo en las puertas de la ermita de la Virgen del Rocío, en España, rodeada de mis mejores amigos y planeando un año lleno de logros tanto personales como profesionales. Un mes atrás habíamos grabado los pilotos de nuestra nueva serie de programas y pensábamos que para esas fechas estaríamos firmando contratos y negociando producciones. Sin embargo, ahora me encontraba recluida en esas paredes del hospital que, aunque eran verdes y vacías, me acogían. ¡Qué lección tan dura y qué cambio de dirección puede dar la vida repentinamente!

Durante la tarde de mi tercer día en el hospital, me encontraba recostada en mi cama, acompañada por mi mamá y mi hermana, cuando entró a mi cuarto una señorita muy elegante vestida con un traje sastre azul. Me saludó muy amablemente y me dijo que venía del departamento de finanzas del hospital para arreglar el asunto de mis pagos. Se disculpó por tener que visitarme para cobrarme cuando yo estaba recién operada pero me explicó que era su trabajo hacerlo. Yo me sentí muy mal porque sabía muy bien que no tenía seguro médico y tampoco contaba con el dinero que debía. Hablé con ella honestamente y le dije que no tenía una cantidad tan fuerte en esos momentos, pero le di mi palabra de que haría pagos y saldría de mi deuda en cuanto me fuera posible. Tratando de hacer menos pesada la situación, le dije que no se preocupara porque en las condiciones en que me encontraba no me podría escapar. Le pedí que me indicara la persona adecuada para poder hacer un arreglo de pagos y le prometí pasar a hablar con ella antes de que me marchara del hospital, una vez que me dieran de alta.

Mi mamá se quedó muy preocupada porque las cantidades que ya debía eran sumamente elevadas. Yo, como ya era costumbre, traté de restarle importancia al problema para evitar preocuparla, pero la realidad es que no podía ni dormir con la angustia de pensar que tenía dos hijos que mantener, estaba muy enferma y debía grandes cantidades de dinero. Difícil situación.

Al cuarto día fue mi verdadero cumpleaños y, aunque lo pasé de una manera distinta y poco usual, tenía mucho que celebrar ya que ¡estaba viva! Ese día el teléfono no paró de sonar con las llamadas de amigos y familiares que querían desearme lo mejor. Eso me ayudó mucho moralmente para que el día se me pasara más rápidamente y sin tanto tiempo para pensar en mis problemas económicos. Mientras estaba sola en la habitación llegó Tito, mi amigo, el médico patólogo, con una caja de chocolates para felicitarme por mi cumpleaños. Se sentó a platicar conmigo un momento y le comenté lo angustiada que estaba por la visita de la cobradora del hospital del día anterior. Al notar mi preocupación con esa calma que lo caracteriza me dijo: "Tranquila, mujer, los problemas que se pueden resolver con dinero no son realmente problemas; los que no se pueden resolver aunque tengas mucho dinero, esos sí que lo son". He pensado en esa frase durante mucho tiempo y he visto cuanta razón tenía. Esa noche finalmente pude dormir más tranquila, pues había encontrado un nuevo significado al valor de la vida.

Las palabras de Tito me hicieron cuestionarme la importancia que muchas veces le asignamos a ciertas cosas irrelevantes a lo largo de la vida. Comencé a darme cuenta de que en ocasiones me he dejado agobiar por problemas innecesarios que consumen mi energía y mi fuerza. A final de cuentas son problemas que no eran tan graves como yo creía y que eventualmente se pudieron solucionar de alguna manera. Su comentario me ayudó a darme cuenta de que el dinero es una cosa creada por nosotros los hombres, al cual a veces le damos un valor mayor del que realmente tiene. Sin embargo, la salud, los sentimientos y el amor tienen un verdadero valor, existen y son capaces de derribar barreras, romper obstáculos, abrir puertas y encontrar respuestas en donde hay duda o incertidumbre. A final de cuentas, eso es más fuerte que lo que el dinero puede comprar o adquirir. Gracias a su comentario me di cuenta de que el problema que tanto me afligía —cómo solventar mis cuentas— no era realmente tan grande como parecía. Sabía que, mientras tuviera salud, encontraría las herramientas necesarias para luchar y solventarlo de alguna manera.

Mi curación a partir de ese momento tomó una nueva perspectiva. Había decidido que mi prioridad debía ser la de combatir ese error que había dentro de mis células llamado cáncer, y me repetí constantemente que una actitud de triunfo, positiva, es vital para alcanzar la curación.

Reflexiones:

☞ A pesar de que vivimos en una sociedad consumista, aún quedan médicos que aman verdaderamente su profesión y que saben el significado de la compasión.

☞ El apoyo moral de la familia es vital para la curación, siempre que se respeten los límites del paciente y quienes lo acompañan en su lucha.

☞ Es importante aprender a establecer límites de lo que somos capaces de hacer para no malgastar nuestras fuerzas ni energías en los momentos de debilidad física.

☞ El dinero es importante para ayudar a solventar la vida, pero si no hay salud no importa cuánto dinero se tenga, pues la verdadera riqueza es la salud.

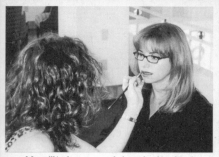

Maquillándome antes de la grabación de mi programa piloto el día que me encontré el tumor.

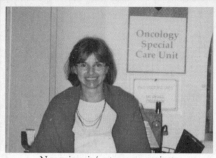

Nunca imaginé estar como paciente en la unidad de oncología.

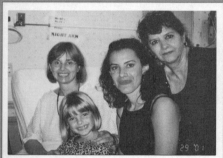

Después de mis primeras tres operaciones, con mi hermana, mi madre y mi hija.

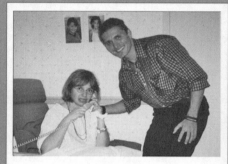

Antonio, visitándome en el hospital.

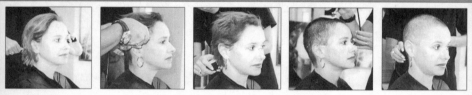

Empecé a quedarme calva y tuve que raparme.

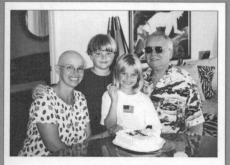

Con mi papá y mis hijos.

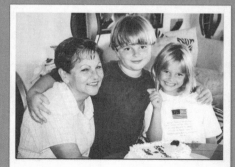

Mis hijos con Adela.

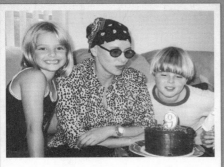

Celebrando el cumpleaños de Tommy.

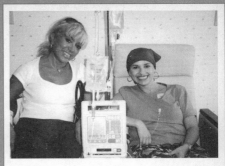

Recibiendo mi quimioterapia acompañada por Lilia.

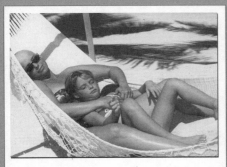

Disfrutando un momento de reposo con Izzy.

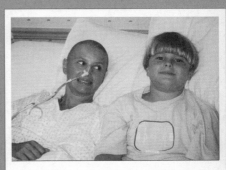

Mi apariencia era horrible, pero seguía luchando.

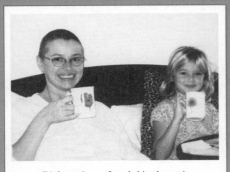

Disfrutando con Izzy, bebiendo un té.

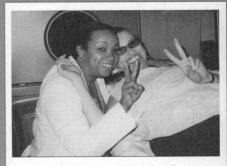

Con mi enfermera, recibiendo la radiación.

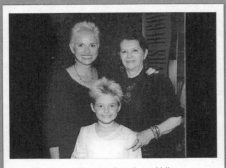

Tres generaciones: mi madre, mi hija y yo.

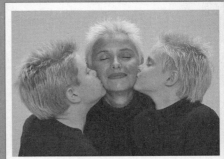

El amor es lo que mueve al mundo.
Aquí, con mis hijos.

Volver a la vida

Lo único bueno del cáncer fue que nos ayudó a ver cuántos buenos amigos tenemos. Desde que operaron a mi mami, siempre tenemos flores en la casa y nuestros amigos siempre la vienen a visitar y a nosotros nos llevan a cenar o nos bajan a nadar en la piscina. También a veces nos traen regalos.

Izzy

Nuestra casa siempre huele muy rico con tantas flores. Pobrecita de mi mami, se siente muy enferma últimamente, pero casi siempre suena el teléfono o tiene amigos visitándola. A mí me gusta que ahora ella nos deja jugar a adivinar palabras con unos de sus amigos.

Tommy

Habían pasado seis semanas desde mis operaciones. Seis semanas difíciles de recuperación en mi casa durante las cuales había tenido mucho tiempo para pensar, dormir, descansar, leer, disfrutar las vistas desde mi terraza y continuar la búsqueda espiritual que había iniciado desde el principio de mi proceso de sanación. Habían sido seis semanas en las cuales mi apreciación por la vida y mis prioridades se estaban modificando constantemente. Seis semanas de cambios tanto internos como externos. Seis semanas llenas de dolores físicos, sobre todo en las incisiones de las operaciones. Seis semanas de aprender a convivir con mi madre nuevamente después de años de vivir en diferentes ciudades. Seis semanas durante las cuales mi comunicación con el mundo externo era únicamente a través del teléfono, ya que mis salidas se limitaban a los consultorios de los médicos. Físicamente me sentía muy débil y mentalmente estaba agotada: aún no acababa de comprender que lo que me estaba pasando era real. Había ocasiones en que sentía que todo era una especie de pesadilla de la cual simplemente me despertaría en cualquier momento.

Durante varias semanas me pasé los días sentada en una silla en mi balcón, contemplando el mar, viendo la ciudad y preguntándome cuánto más me faltaría por descubrir antes de salir de esa situación. Fueron semanas de miedo, de temor y de una gran vulnerabilidad tanto emocional como física. Durante esas semanas difíciles tuve visitas constantes, pero las de Juan me hacían mucho bien.

Casi a diario, a las diez de la mañana, llegaba a mi casa a ver cómo me sentía y se quedaba conversando conmigo por varias horas. Durante ese tiempo aprendí a entenderlo y a darme cuenta de cómo la búsqueda de cada ser humano es una búsqueda diferente y que nunca termina. Por eso mismo se dice que la vida es un proceso de aprendizaje. Durante sus visitas hablábamos de varios temas, no necesariamente de trabajo. Ese cariño y respeto que siempre había sentido hacia él crecían cada día. Juan estaba en una relación personal un tanto errática, así que todos los días iniciaba su charla con las quejas acostumbradas de lo que le hacía la novia, pero después de un rato la plática se volvía más filosófica, profunda e interesante. Gracias a que él tenía esa relación, aprendí otra gran lección: me di cuenta de que su amor hacia mí era sincero y desinteresado, pues no tenía por qué pasar tanto tiempo conmigo. Lo hacía simplemente por amor y por cariño.

Uno de esos días, durante esas seis semanas, Sandra llegó a visitarme; se veía realmente triste. Aunque nos conocíamos desde hacía tiempo, nunca habíamos sido realmente amigas. Esa mañana había ido a hablar conmigo porque necesitaba desahogarse y confiarle a alguien una situación muy delicada por la que estaba atravesando. Quizá al verme tan débil, en cama y con una lucha propia pensó que yo era la persona indicada. Sin entrar en muchos detalles acerca de su vida personal, me confió que estaba embarazada y, al no estar casada y ya tener tres hijos, no era la situación ideal en la sociedad en que vivimos. Exploramos opciones y la ayudé a darse cuenta de que, aunque sería un periodo difícil, siempre habría una luz al final del camino, y para ella la luz sería la llegada del hijo que esperaba.

Volver a la vida

A partir de ese día y dadas las circunstancias, nos volvimos muy buenas amigas porque durante los siguientes meses fuimos compañeras de batalla, cada una luchando contra su propia adversidad. Casi desde ese día nos volvimos prácticamente inseparables, pues inconscientemente nos apoyábamos la una en la otra. También nos hicimos "compañeras de hospitales", pues ella me llevaba y me traía del hospital a mis tratamientos y consultas y yo comencé a acompañarla a sus revisiones periódicas. La situación de Sandra me reforzó lo que yo ya sabía, y es que todos en la vida pasamos por momentos difíciles que debemos afrontar y resolver de la mejor manera posible. Todos tenemos nuestras propias luchas y todos debemos crecer del aprendizaje obtenido de ellas. Gracias a lo que viví a su lado, entendí que nadie tiene la felicidad garantizada y que todos tenemos que pasar por diferentes pruebas. Sandra me enseñó un significado nuevo de la palabra valor al haber afrontado su problema totalmente sola, un problema que debió haber sido un asunto de pareja.

A pesar del apoyo moral que recibí durante ese tiempo, de que mi mamá estaba acompañándome y ayudándome en la casa y de que tenía muchos amigos que me visitaban constantemente, durante esas seis semanas en ocasiones la duda y el miedo se apoderaban de mí. Me aterraba cada nueva molestia que sentía mi cuerpo, pues me imaginaba que el cáncer se me estaba manifestando de otra manera o en alguna otra parte. Aunque no quería pensar en lo mismo, me preguntaba una y otra vez si los médicos habrían sacado todo lo malo de mi cuerpo o si quedarían células cancerosas reproduciéndose incontrolablemente ahí dentro. No podía evitar el ser fatalista y el pensar que quizá las manchas que habían detectado en mis pulmones y en mi espalda, justo antes de operarme, eran también manifestaciones de cáncer. A pesar de que intentaba alejar esos pensamientos de mi mente, varias veces al día me encontraba dándole vueltas al mismo asunto. Ahora que he estudiado al respecto sé que ese tipo de pensamientos son totalmente normales en las personas que atraviesan por esa experiencia.

La época de recuperación estuvo plagada de duda, de sufrimiento físico, de dolor, de angustia y de llanto contenido, pues no quería que quienes estaban cerca de mí se preocuparan al verme sufrir. Fue una *etapa difícil* en la que aprendí a valorar mis momentos de soledad y de quietud.

Durante este tiempo, mi amigo Raouf me trajo de regalo una pequeña campana antigua de metal adornada con varias figuras árabes (él es de Túnez). Mis hijos y yo decidimos colocarla en mi mesita de noche, junto a mi cama, y que al sonarla sería la manera de llamar a mis hijos, a mi madre o a Adela (la señora que vivía con nosotros) cuando necesitara algo. En ese entonces mi voz era muy débil y muchas veces los había llamado y no me escuchaban, a pesar de que el apartamento en el que vivíamos no era tan grande. La idea de la campana fue maravillosa y a mis hijos les encantó: no terminaba yo de sonarla cuando ambos corrían a mi lado para ver qué era lo que se me ofrecía. Es curioso cómo un detalle tan simple como ése les puede generar a los niños cierta motivación. Ambos se sentían muy importantes al responder rápidamente al llamado de mamá.

El sexto fin de semana de mi recuperación Antonio me habló por teléfono para decirme que me tenía preparada una sorpresa que, estaba seguro, yo iba a disfrutar. Se puso de acuerdo con mi madre para encontrarnos un sábado por la mañana en el helipuerto de Miami. Además de ser futbolista profesional y actor, Antonio es piloto de helicópteros y se había coordinado con su instructor y amigo, el capitán Elías, para llevarme a disfrutar de un viaje en helicóptero por los cielos de esa bella ciudad. Cuando me enteré de la sorpresa reaccioné con cierta incredulidad, pues no sabía si era un poco de miedo a que no se fuera a realizar el paseo o miedo a lo que me podía pasar si se realizaba y el helicóptero se movía mucho o bruscamente. De cualquier manera, estaba ilusionada y muy contenta con la sorpresa.

Llegamos al helipuerto, que estaba ubicado a un lado del puerto marítimo de Miami. Era un día espectacular en el que el sol brillaba fuertemente y se reflejaba intensamente en el mar. El cielo estaba tan despejado que parecía invitarme hacia él. El helicóptero era pequeño, únicamente de dos plazas, y no tenía puertas a los lados, así que la aventura fue de lo más intensa pues únicamente el cinturón de seguridad me sujetaba para no precipitarme al vacío. Antes de despegar, sentí como un nudo en el estómago y estaba un poco nerviosa, pero el Capitán y Antonio me animaron y me tranquilizaron para que disfrutara de un paseo muy especial. Me senté al lado del Capitán en el asiento del copiloto y finalmente despegamos justo por encima del canal del puerto que lleva al mar. El corazón me

Volver a la vida

latía fuertemente y la emoción me invadía de una manera muy especial. A decir verdad, tenía un poco de nervios pues no sabía si estaba lo suficientemente fuerte físicamente para aguantar una emoción tan grande. Pero una vez estando allá en lo alto no pude contener mi júbilo.

Durante 45 minutos volamos tanto por la ciudad como por la orilla del mar. Era un día maravilloso para disfrutar de las majestuosas vistas. Sobrevolamos los rascacielos del centro, y pudimos apreciar desde arriba los paisajes espectaculares que componen esa ciudad en donde se combinan a la perfección la vívida naturaleza del océano y la selva y los rascacielos. Antonio y el capitán Elías verdaderamente se esmeraron para ofrecerme un paseo fuera de lo común, y lo lograron.

Volamos por encima de playas desiertas, de pequeñas islas llenas de palmeras y un follaje increíble, y de la inmensidad del mar, que ese día tenía un color azul intenso. Una vez arriba, comencé a llorar de emoción y de felicidad al sentir que volvía a la vida. Me salían lágrimas de alegría y de agradecimiento, me sentía sumamente afortunada de poder disfrutar nuevamente la vida, y me invadía una sensación de bienestar que hacía tiempo no sentía. Al estar volando allá arriba, en esa conexión tan especial con la naturaleza y la vida, comprendí que aún me faltaba mucho camino por recorrer, mucho mundo por conocer, mucha vida por vivir. Sentí una identificación total con el universo y una alegría desbordante por el simple hecho de estar viva.

En ese viaje tan especial comprendí que la vida es realmente un instante y que cuando nos vamos de ella lo único que se va con nosotros es nuestro espíritu, lo que vivimos, lo que disfrutamos, nuestras experiencias, lo que aprendimos. Desde allá arriba percibí los contrastes tan grandes que nos ofrece la vida, y me volví poeta por un instante y filósofa por otro más y sentí lo paradójica que es la vida. Hice comparaciones, viví, soñé despierta, pero sobre todo me sentí nuevamente llena de vida, y eso era algo que hacía tiempo no sentía. Aprecié la naturaleza virgen de algunos paisajes y la comparé con las estructuras de concreto, vidrio y acero de los rascacielos. Entre la gente que veía abajo en las playas, sabía que había almas buenas disfrutando del mar y de la naturaleza, y la comparé con la vida agitada de los banqueros de los edificios del centro.

Me cuestioné la razón de mi existencia; durante el paseo pensé, sentí, pero sobretodo volví a vivir. Comparé mi partida de esta vida con el movimiento del helicóptero mientras ascendía y se acercaba a las nubes, y me di cuenta de que, aunque abajo me estaban esperando, si yo me hubiera ido, la vida habría seguido sin mí. Cuando nos acercábamos a la gente que estaba abajo disfrutando de un día más, quería gritarles "¡mírenme, sigo viva!", y aunque no lo grité en voz alta, lo gritaba por dentro, lo sentía, lo vivía y ese grito fuerte salía de mi corazón y me ayudaba a aferrarme a la vida. Desde ese momento, con más ilusión, determinación y alegría decidí que en definitiva quería seguir viviendo.

Es curioso cómo se van dibujando los caminos en la vida y cómo se van abriendo puertas y presentando oportunidades en el momento indicado. Desde que me fui a vivir a Miami había querido volar en helicóptero, pero no lo había podido hacer por diferentes circunstancias o pretextos. Sin embargo, ese día, gracias a la bondad y generosidad de dos hombres que se pusieron en mi camino, un sueño más se me hacía realidad. Es increíble cómo un detalle quizá tan simple como ése pudo tener un efecto tan grande en mi recuperación y en mi motivación para seguir viviendo. Ese regalo de mi entrañable amigo Antonio le dio una nueva perspectiva a mi vida, y el tiempo y el esfuerzo del Capitán lo hicieron una realidad. Ese paseo sin duda alguna ha sido una de las grandes emociones que he vivido, y definitivamente una manera de volver a ¡sentirme viva!

Reflexiones:

🕸 Es normal que después de enfrentarse al cáncer la persona imagine que se presenta nuevamente ante cualquier dolor. Hay que tener cuidado de no permitir que el miedo rija nuestras vidas.

🕸 Existen la amistad verdadera y el amor sincero y desinteresado, y en los momentos de vulnerabilidad se manifiestan de una manera más clara.

🕸 La generosidad es otra representación del amor y un acto noble para con otro ser humano.

🕸 Un acto sencillo puede tener la capacidad de transformar la perspectiva de la vida.

Adela

Cuando tenía más o menos un año de vivir en Miami, empezó a trabajar en mi casa una señora llamada Adela. Era colombiana, y estaba en esa ciudad por cuestiones familiares cuando yo me quedé sin la persona que me ayudaba a atender a mis hijos y el quehacer de la casa. La primera vez que la vi cuando la entrevisté para el puesto me pareció una señora fina y elegante, y sinceramente dudé que quisiera quedarse a trabajar con nosotros haciendo esas labores. El sueldo que yo le podía pagar en esos momentos no era tan alto como el que se pagaba en otras casas de mi rumbo, y en las que quizá el trabajo doméstico no era tanto. Sin embargo, a ella le convenía un trabajo en una casa en donde pudiera vivir, así que llegamos a un arreglo conveniente para ambas partes y comenzó a trabajar con nosotros.

Desde un principio mis hijos se encariñaron mucho con ella, pues como tenía nietos, sabía ser consentidora sin dejar de disciplinarlos cuando fuera necesario. Con el tiempo me di cuenta de que nos quería bien, y como sucede generalmente con alguien con quien se convive diariamente, empezamos a tomarla en cuenta como si fuera parte de la familia.

Adela se quedó trabajando con nosotros durante casi un año hasta que la visa se le venció y se tuvo que regresar a Colombia. Nos dio mucha tristeza cuando se fue porque nos habíamos encariñado mucho con ella, pero se marchó con la idea de que regresaría con nosotros una vez que pudiera conseguir su visa nuevamente.

Cuando se acercaba la fecha de su partida, recibió una llamada de su hija avisándole que una de sus hermanas estaba muy enferma del estómago. Al principio la familia no sabía exactamente qué tenía, pero unas semanas después le informaron que tenía cáncer. Adela no quiso marcharse de mi casa sin antes dejarme con una persona de confianza para que me ayudara con mis hijos a pesar de que su familia la llamaba constantemente. Al momento de su partida, mi nuevo programa de televisión estaba en pleno apogeo y yo realmente necesitaba ayuda en casa. Encontrar quien la sustituyera demoró dos o tres semanas, lo cual retrasó su salida un poco más de lo previsto. Yo me sentía mal de que no se marchara, pero percibía que en el fondo ella no se quería ir porque tenía miedo de lo que se iba a encontrar al llegar a su casa. Finalmente se marchó, pero desafortunadamente cuando llegó a Colombia su hermana acababa de fallecer. Era su hermana consentida y no llegó a tiempo para despedirse de ella. Su cáncer fue fulminante. El no haber estado con ella durante sus últimos días le ha pesado profundamente.

Como Adela y yo habíamos hablado de la posibilidad de que ella se regresara con nosotros cuando la persona que me estaba ayudando tuviera que marcharse, mantuvimos contacto desde que se marchó, tanto por teléfono como por correo electrónico. Mis hijos preguntaban mucho por ella, la extrañaban y les encantaba recibir noticias suyas. Creo que en el fondo la identificaban con la figura de la abuela que no tenían cerca, ya que había pasado tantos meses con nosotros.

A los pocos días de haber recibido mi diagnóstico le escribí por correo electrónico para contarle lo que me estaba pasando. Aunque estaba lejos, estaba siempre muy pendiente de nosotros, y en esos momentos yo quería que se regresara a acompañarnos durante esa *etapa difícil:* con ella en mi casa yo me iba a sentir más tranquila puesto que sabía que mis hijos estarían protegidos y bien cuidados.

Inmediatamente me llamó por teléfono y se ofreció a agilizar sus trámites para conseguir su visa y estar de vuelta cuanto antes, pero como eso de las visas puede ser rápido o tardar varios meses, yo no contaba con que regresaría pronto. No estaba tan apurada por su regreso porque la señora que se había quedado en su lugar aún seguía con nosotros, y además en ese momento yo ya no tenía trabajo, pues mi programa de televisión había sido cancelado. Como los primeros días después del diagnóstico habían sido realmente caóticos y mi mamá y algunos de mis hermanos estarían acompañándonos, le dije que tomara las cosas con calma y que se viniera cuando le fuera conveniente hacerlo.

Justo antes de mi primera operación, la señora que me ayudaba en la casa me avisó repentinamente que se tenía que marchar pues su marido estaba un poco enfermo. Yo no me preocupé mucho por tener ayuda inmediata puesto que en mi situación no la consideraba absolutamente necesaria y estaba tranquila pues sabía que Adela regresaría, así que decidí no buscar a nadie. Pensaba que aunque las operaciones serían difíciles, me preocupaban y asustaban más las quimioterapias, y creía que lo mejor sería tenerla a nuestro lado para cuando éstas comenzaran.

Una noche, ya después de mis primeras operaciones, estábamos de regreso en mi casa y, mientras yo observaba cómo mis hijos terminaban de merendar, tocaron a la puerta. No estábamos esperando a nadie, pues ya era de noche, así que mi mamá y yo nos volteamos a ver como preguntándonos quién podría ser a esas horas. Mi hijo, Tommy, abrió la puerta. Cuál sería nuestra sorpresa cuando vimos a Adela ahí frente a nosotros, lista y dispuesta a quedarse nuevamente a ayudarnos. Nos dio muchísimo gusto que estuviera ahí, aunque yo sabía que en ese momento, sin percibir ingresos y con tantos gastos médicos, me iba a ser muy difícil pagarle su sueldo. De todas maneras, decidí que mi condición física requería que ella nos ayudara, y que ya encontraría la manera de solventar el gasto.

Como Adela nunca me dijo que vendría un día determinado, realmente me tomó por sorpresa su llegada, y no estaba preparada para recibirla. Ya con calma, unos días más tarde me dijo que no me había avisado que vendría para que yo no le pidiera que retrasara el viaje, ya que ella no podía seguir en Colombia imaginándose todo lo que yo estaría pasando en Miami luchando contra el cáncer. Por esa razón, en cuanto le dieron su visa tomó el primer vuelo disponible y decidió darnos la grata sorpresa.

Los primeros días que estuvo con nosotros todo fue muy bueno y agradable, pero al poco tiempo empecé a sentir pequeñas fricciones entre ella y mi mamá. Como ambas eran más o menos de la misma edad, había cierta competencia entre ellas para ver quién cocinaba mejor o quién atendía mejor a los niños. Yo me imaginaba que algo así iba a suceder, pues conozco el carácter de las dos, pero la verdad es que tenía tantas otras preocupaciones en mi vida que prefería ignorar sus problemillas, a pesar de que frecuentemente me hacían sentir incómoda.

Con Adela a cargo de la casa nuevamente, mi mamá se encontró con mucho tiempo libre. No tenía tanto que hacer, además de llevar y traer a los niños de la escuela; empecé a percibir que se sentía un poco incómoda. Los días en que yo me sentía más o menos bien, aprovechaba para ir a darme una vuelta a la oficina, para acompañar a Sandra a su doctor, o simplemente para salir a dar un paseo y romper la monotonía. Curiosamente, empecé a darme cuenta de que parecía que si yo no me sentía mal ni estaba molesta y me salía de la casa por varias horas, mi mamá sentía como que no estaba justificando su estancia conmigo. Me daba la impresión de que sentía que, hasta cierto punto, estaba perdiendo el tiempo. Para ese entonces ella ya llevaba casi tres meses con nosotros, y entiendo que tampoco era una situación fácil para ella que, desde que se divorció de mi padre, ha sido una mujer muy independiente.

Tres meses bajo el mismo techo no parece algo extraordinario, pero cuando no se ha convivido con alguien durante 19 años, no es tan sencillo volver a hacerlo. A pesar de que tenemos una relación cordial y que ha mejorado con los años, mi mamá siempre fue mucho más apegada a mi hermana que a mí. Aunque mis hijos son sus nietos mayores, en realidad nunca había pasado con ellos más de una semana a la vez. Así que, a pesar de que le estoy sumamente agradecida por el tiempo que estuvo acompañándonos durante mi convalecencia, desde el principio entendí que luchaba internamente entre querer quedarse más tiempo con nosotros y querer regresar a su rutina y estar en su casa y con sus amigas. Eso me hace recapacitar y afirmar que no es fácil estar tanto tiempo con una persona enferma. No es fácil, ya sea la madre, el padre, el hijo, la hija, la sobrina, el tío, el nieto. No importa cuál sea la relación entre el paciente y el acompañante, el pasar mucho tiempo juntos no es fácil.

Como la situación entre ellas iba escalando paulatinamente, decidí hablar con Adela al respecto. Inicialmente ella se quejó de mi mamá y su actitud, y ofreció irse de mi casa para que yo me quedara en compañía de mi madre. Después de hablar un rato con ella, de entender su punto de vista y de asegurarme de que ella no se iría de nuestro lado hasta que yo me recuperara, decidí hablar honestamente con mi mamá acerca de su estancia con nosotros.

Primeramente le dije lo agradecida que estaba con ella por haber dejado su vida a un lado por tres meses para venir a ayudarnos. Después le expresé lo que yo sentía y que era que a veces, sin ser su intención, me hacía sentir un poco mal con algunas de sus actitudes. Le dije que me parecía percibir que le molestaba que yo saliera por varias horas al trabajo o a distraerme mientras ella se quedaba en mi casa. Le expliqué sutilmente que, debido a lo difícil de mi situación, yo quería aprovechar los pocos días en los que me sentía menos mal para poder hacer cosas de la vida cotidiana. Le dije que honestamente yo sentía como si ella estaba más a gusto si yo necesitaba que me estuviera cuidando. Le sugerí que se regresara a su casa en Mazatlán por un tiempo para que ambas tomáramos un respiro, pero le pedí que volviera a mi lado cuando comenzaran mis tratamientos de radiación, puesto que en esa época me podría ayudar más. Le aseguré que, en su ausencia, los niños y yo estaríamos bien cuidados con la ayuda de Adela y de todos mis amigos.

Ella me comentó que le preocupaba lo que iban a pensar mis hermanos si nos dejaba cuando yo aún estaba en el proceso de recuperación, pero yo le hice ver que lo que ellos pensaran era realmente irrelevante para mí, y debería de serlo para ella. Le dije firmemente que yo pienso que es muy fácil dar opiniones sobre lo que deben hacer los demás, pero es muy difícil hacer un sacrificio y dedicar el tiempo de uno a alguna causa, y que por eso mismo ella debía decidir de acuerdo con lo que ella considerara que era lo correcto.

Después de nuestra corta charla pude confirmar que ella estaba ansiosa por irse y retomar su vida, pues en cuanto terminamos de hablar, comenzó a buscar un boleto de avión. Se marchó tres días más tarde. Me dio tristeza verla partir, sobre todo porque me di cuenta de que se iba muy contenta de regresar a su casa, con su gente, a su mundo. Aunque entendía su actitud, me hubiera gustado que se sintiera más contenta estando a nuestro lado y que me hubiera acompañado durante toda mi recuperación.

Una vez que se marchó mi mamá, Adela se sintió más tranquila y creo que desde ese día sintió que me había adoptado como hija, lo cual eventualmente tuvo repercusiones. Pero en ese momento fue curioso que cuando regresé a mi casa después de dejar a mi mamá en el aeropuerto, sentí cierta tranquilidad porque de alguna manera mi hogar volvía a ser el mismo de antes de mi enfermedad: mis dos hijos, Adela y yo.

Durante los meses de la quimioterapia —una época terrible, como lo describo en el capítulo dedicado a ese tema—, los cuidados de Adela fueron realmente extraordinarios. Estaba pendiente de mí a todas horas;

se aseguraba de que no me faltara agua en mi mesa de noche antes de dormir; abría las ventanas y las puertas del departamento cada vez que cocinaba para que el olor no me provocara náuseas; lavaba mi ropa y mis trastes por separado a los de mis hijos para que no me fueran a contagiar de nada; me hacía comidas especiales para que se me mejorara el sistema inmunológico; me preparaba jugos naturales de zanahoria por las maña-nas; me monitoreaba las llamadas telefónicas y las visitas para que no me fueran a cansar demasiado; en fin, la lista de todo lo que hacía por mí es tan larga que quizá necesitaría otro capítulo únicamente para describirla.

De cierto modo, ella asumió el papel de madre y de hermana, pues también quería hacer por mí lo que no pudo hacer por su hermana falle-cida un tiempo atrás y precisamente de cáncer. Adela no se fue de nuestro lado hasta que terminé con todos mis tratamientos y me fui a mis primeras vacaciones con mis hijos, casi un año más tarde.

Aunque hubo días de fricción y de pequeños problemas como suele suceder en todas las relaciones, Adela fue un ser maravilloso a mi lado. Siempre le estaré agradecida por sus cuidados, su dedicación y el cariño que nos dio tanto a mí como a mis hijos. Yo sé que para ella no fue fácil dejar a su familia para venir a acompañarnos y a ayudarnos. Sé que para ella fue un sacrificio dejar su casa, a su hija y a sus nietos, y eso es algo que hacen únicamente los seres muy especiales. Ella verdaderamente vivió a nuestro lado todo el proceso de esta terrible enfermedad, desvelándose muchas noches, preocupada por mi salud y ocupándose de mantener a mis hijos alegres, bien alimentados, entretenidos. Creo que, con todo lo que hizo por nosotros durante ese tiempo, se ganó un pedacito de cielo porque, aunque recibía un sueldo, ella hacía su trabajo con amor, dedica-ción y gusto. Ese tiempo que nos dedicó no tiene precio, tiene un incalcu-lable valor.

Reflexiones:

🌸 En la vida se nos presentan seres especiales que llegan a nosotros en momentos determinantes.

🌸 Cuando un paciente se siente incómodo en su propia casa, la recuperación es más difícil. La armonía dentro del hogar es vital para un mejor restablecimiento.

🌸 La honestidad en las relaciones es el pilar que sostiene el respeto.

🌸 Los lazos de amor que se crean voluntariamente son los lazos principales de las familias espirituales.

La quimioterapia

Mi mami tiene quimioterapia. Eso quiere decir que unos soldaditos entran en su cuerpo y atacan todas las células y las matan. Lo malo es que también atacan a las células buenas que hacen que crezca el pelo, por eso ahora mi mami se tiene que comprar muchos sombreros, gorras y bandanas… Pobrecita de mi mami, se siente muy enferma.

Tommy

Durante los dos meses siguientes a mis operaciones tuve que ir muchas veces tanto a ver a los doctores como a hacerme análisis, estudios y pruebas. Por alguna razón, el funcionamiento de mi riñón operado era menor a lo que se había previsto y me estaba creando demoras para poder comenzar con la quimioterapia. Yo estaba ansiosa de empezar con el tratamiento porque, aunque sabía que iba a ser difícil, prefería sentir que estaba tratando de erradicar el mal, y no seguir asustada, pensando que quizá me seguía avanzando.

A la hora de elegir al oncólogo clínico que se encargaría de mi tratamiento, hablé con Tito, mi amigo el patólogo, y con el Dr. D. como lo había hecho cuando busqué al oncólogo renal. Sus opiniones y guía eran invaluables en mi proceso de sanación. Ellos me recomendaron a una doctora que trabajaba en el mismo hospital y con quien ambos tenían una buena relación, tanto personal como profesional, y a quien consideraban la persona indicada para mi tratamiento. La idea de ver a una doctora mujer no me agradaba mucho al principio, puesto que nunca había tenido una relación médica con ninguna doctora. Aclaro que no dudo de las aptitudes profesionales de personas de mi propio sexo, pero a lo largo de mi vida he tenido mejores relaciones, tanto personales como profesionales, con personas del sexo masculino. De todas maneras, después de pensarlo por unos instantes, decidí seguir su recomendación y concertar una cita para entrevistarme con ella; sabía que no tenía nada que perder ya que, si no me sentía a gusto con sus cuidados, podríamos buscar a alguien más.

El día de mi primera cita con ella, mi mamá me acompañó al consultorio. Ella permaneció en la sala de espera mientras yo pasé a la consulta. Antes de las revisiones rutinarias, la doctora me recibió en su despacho para entrevistarme y platicar un momento conmigo. Me sentí a gusto con el hecho de que se tomara el tiempo de conocerme un poco antes de examinarme. Conversamos acerca de mi problema, me habló de estadísticas y me dio su recomendación sobre el tratamiento que le gustaría seguir conmigo y algunas opciones a explorar. Después de un rato, terminamos viendo fotografías de sus hijas y de su familia puesto que hubo un lazo de identificación de mujer a mujer que me inspiró mucha confianza.

Como mi apretada situación económica era algo constante en mi mente, hablé honestamente con ella y le expliqué mi falta de seguro médico y de ingresos. Me miró un tanto sorprendida, pues, según me dijo, nunca se lo hubiera imaginado debido a mi profesión y a lo poco que sabía de mí a través de mis otros doctores. Tras un breve análisis, determinó que lo mejor sería que la quimioterapia se me administrara en el hospital y no en su consultorio, en donde tenía un precio mucho más elevado. También me recomendó hacerme los exámenes semanales de sangre en el mismo lugar para ahorrar un poco de dinero. Me sentí muy afortunada por haberme encontrado nuevamente con otra doctora que se preocupara por mi situación personal, pues como mencioné anteriormente, durante todos los años que llevo viviendo en Estados Unidos no me había tocado ver médicos que se comportaran de esa manera. La Dra. W. me inspiró mucha confianza, así que al darme cuenta de lo profesional y sensible que era, decidí que ella se hiciera cargo de mi tratamiento.

En esa visita inicial hicimos el horario completo de mi tratamiento. Me habló de los efectos secundarios de la quimioterapia que me aplicaría, y me dio la fecha en que recibiría la primera dosis. Según me explicó, el tipo de cáncer que yo tenía era muy agresivo y, por lo mismo, debíamos atacarlo agresivamente. Me hizo ver que, como resultado de los químicos utilizados, se me caería el pelo, subiría de peso, estaría muy cansada y tendría náuseas. Me habló también de los enormes progresos de la medicina durante los últimos años en cuanto a la minimización de los efectos secundarios, y me dio valor para enfrentar la curación y seguir adelante.

De todo lo que me explicó ese día, lo que más me afectó fue que me dijo que mis ovarios se iban a dañar permanentemente y que lo más probable era que no pudiera volver a tener hijos. Me lo dijo como no queriéndole dar mucha importancia al asunto, pues sabía que en esos momentos yo estaba sin pareja y que ya tenía dos niños sanos y preciosos. Ella no sabía que uno de mis grandes sueños había sido tener otros hijos a los cuarenta años de edad. No sé por qué razón pero siempre lo había pensado, y tan es así que mis hijos sabían que, aunque mami no se volviera a casar, ellos tendrían por lo menos otro hermanito o hermanita en casa en un futuro cercano. Cuando me enteré de que ese sueño tan especial también se me desvanecía a causa de la enfermedad, me puse muy triste. Nuevamente me vino esa sensación de impotencia y frustración tan grande que surge cuando uno se cuestiona el porqué del cáncer.

De cualquier manera, en esos momentos estaba luchando por sobrevivir y pensé que era más importante estar sana para mis dos hijos que fantasear con tener algunos más en un futuro, así que decidí que todos los efectos secundarios por los que tuviera que pasar valdrían la pena si el objetivo era tratar de salvarme.

Entre las recomendaciones que me dio la doctora ese día, hizo mucho hincapié en el hecho de que debía de tener a alguna persona que me ayudara con los niños y con la casa durante la época de los tratamientos. Me recalcó que debía aprender a utilizar de una manera provechosa la poca energía que iba a tener durante esos meses. También me sugirió repetidamente que me comprara una peluca y varios pañuelos lindos para tratar de disimular la falta del pelo. Creo que en ese momento le preocupaba más a ella que a mí lo que me produciría ver mi cabeza pelona, aunque al poco tiempo entendí el porqué de su insistencia, como lo relataré un poco más adelante.

Antes de concluir la consulta ese día, una enfermera especializada vino a revisar mis venas para asegurarse de que lucieran bien para recibir la quimioterapia. Desafortunadamente no le parecieron buenas, así que ella y la doctora me explicaron que era necesario que se me instalara en el pecho lo que llaman un puerto de distribución, que sería utilizado durante las quimioterapias para suministrarme los químicos. El "puerto" es un pequeño disco de metal o de plástico que se coloca bajo la piel y que tiene un catéter que se introduce por una vena hasta llegar a la vena cava superior, que es en donde "vacía", por así decirlo, los químicos aplicados.

Este aparato debe ser instalado y retirado en el hospital por un médico especializado, y requiere de una sesión de anestesia. Mientras ellas me daban todas las explicaciones de su decisión, a mi mente llegaban las imágenes de la máquina registradora de gastos, y desde luego el susto de saber que una vez más tendría que internarme en el hospital. En ese momento no me gustó el tener que someterme a ese procedimiento, ya que prácticamente el único lugar de mi cuerpo en donde aún no tenía cicatrices era precisamente en la parte superior del pecho, y a partir de entonces incluso ahí estaría marcada. Por más que traté de convencer a la enfermera de que mis venas eran buenas, no lo logré, así que ese mismo día me dieron fecha de ingreso al hospital para practicar el procedimiento. Además de la molestia que eso implicaba, ahora añadiría ¡otra cicatriz a mi cuerpo!

Sin duda alguna, lo más difícil que he vivido en toda mi vida ha sido el tiempo durante el cual recibí la quimioterapia. Las sensaciones que experimenté durante esos meses fueron muy fuertes, tanto física como emocionalmente. Fue un tiempo del que aún me cuesta trabajo escribir y hablar, aun ahora, que lo veo retrospectivamente. Aunque mentalmente creía estar preparada para comenzar con el tratamiento, el vivirlo realmente y asimilarlo es un proceso realmente muy difícil, desde mi punto de vista.

El día de mi primera sesión, Antonio llegó a recogerme a mi casa para llevarme al hospital. Esa mañana estaba llena de sentimientos encontrados. Tenía miedo, preocupación, angustia, y, desde luego, estaba asustada porque no sabía lo que me esperaba. Aunque había leído muchísimo acerca de la quimioterapia y de sus posibles efectos secundarios, puedo decir que lo que yo sentí y viví durante ese tiempo no lo leí en ninguna parte. No sé si es que soy una persona sumamente sensible o si mi cuerpo reaccionó de una manera diferente, pero, vuelvo a repetir, la época de la quimioterapia ha sido la etapa más dura de mi vida, y creo que nunca estuve realmente preparada para ella.

Al llegar al cuarto en el que se me administraría el tratamiento, me di cuenta de que había tres personas más recibiendo los suyos. Las tres personas estaban recostadas, en silencio, cada una conectada a la botella de sus químicos. El olor del cuarto era muy especial, como a laboratorio farmacéutico, y se tenía muy poca luz. Al poco rato me di cuenta de que las personas que estaban ahí dentro eran dos hombres bastante mayores y una ancianita, acompañada por su hija. De golpe nuevamente sentí esa sensación de ser demasiado joven para estar pasando por eso, pero no tuve mucho tiempo para pensar en ello ya que llegó Sheila, la enfermera, y empezó a hacerme conversación inmediatamente. Me preguntó cómo me sentía en esos momentos, y me explicó lo que podría comenzar a sentir después de haber recibido la quimioterapia y haber salido del hospital. Después de eso, preparó las agujas, me destapó el pecho para llegar al puerto de distribución y me alistó.

Antonio me dejó sola en el salón, ya que se había dado cita en la cafetería con una amiga a la que hacía tiempo no veía. Yo estaba sumamente asustada y me hubiese gustado que se quedara a mi lado, pero me quedé callada. Traté de ser valiente y, aunque estuve a punto de llorar varias veces, pude contener las lágrimas. Sheila se sentó frente a mí y comenzó a explicarme lo que me estaba haciendo. Parecía que me hablaba en otro idioma porque no le entendía bien lo que me decía. Se dio cuenta de mi nerviosismo y llamó a una consejera del hospital para que hablara conmigo y me tranquilizara. Ella me ayudó a expresar mis dudas y mis temores mientras comencé a recibir el tratamiento. A los pocos minutos empecé a sentir cómo los sueros y los químicos entraban a mi cuerpo, pues una sensación como de haber comido metal comenzó a llegarme al paladar. Por la nariz sentía como si me hubiera entrado agua y comencé a hacer respiraciones profundas. Traté de meditar, de tranquilizarme. "Todo va a estar bien", me repetía a mí misma, "todo va a estar bien". Era consciente de que esos químicos me ayudarían a matar las células malas, pero aun así tenía miedo y estaba muy asustada.

Mi primera sesión de quimioterapia duró dos horas. Yo quería salir del hospital de inmediato e irme a mi casa, pues me sentía molesta y muy rara. Antonio y su amiga subieron por mí, pero yo me sentía mal, y lo que yo menos quería era ponerme a socializar con una persona a la que ni siquiera conocía. La saludé brevemente y le pedí a Antonio que me llevara a casa. A decir verdad, en esos momentos me pareció un poco imprudente de su parte que pasara a recogerme de mi primera quimioterapia con una persona extraña, pero traté de poner buena cara y de ser amable mientras caminábamos hasta el coche. Al llegar a éste, Antonio se entretuvo unos minutos mientras se despedía de ella, pero yo estaba impaciente y ya me quería ir. Sentada en el auto comencé a llorar, sin que ellos me vieran.

En el camino de regreso a la casa me sentía muy mal físicamente. Emocionalmente estaba muy frágil, y lo que más quería en ese momento era sentirme protegida y cuidada. Nadie de mi familia había podido acompañarme en ese día tan difícil, y me sentía muy sola en medio de ese terrible torbellino. Estaba realmente asustada.

Como ese día era viernes, yo le había pedido a Tom que se llevara a los niños a su casa para que no me vieran al regresar del hospital. Como era mi primera dosis, yo no sabía cómo iba a reaccionar. Mi mamá se había ido a Texas a arreglar un asunto personal, y aunque Adela estaba en la casa, le había pedido a Antonio que me acompañara esa noche porque quería alguien a mi lado que me hiciera compañía. Estaba muy triste y angustiada, y no quería estar sola.

En el coche, de camino a casa, Antonio me informó que había quedado de ir a cenar con su amiga y que además la había invitado a pasar un rato por mi casa. Cualquier otro día no me hubiera molestado y la hubiera recibido felizmente, pero en las circunstancias en las que me encontraba no me pareció nada apropiado. Estaba viviendo una de las situaciones más difíciles de mi vida, y mi gran amigo estaba pensando en "ligar". Me dio mucha tristeza, pues me sentía abandonada por mi familia y abandonada por él, a quien yo prácticamente consideraba mi hermano. Comenzamos a discutir, pero yo no tenía ni fuerzas ni ganas de pelear. Él nunca entendió que en esos momentos yo lo único que quería era a alguien que me hiciera sentir especial, a alguien que me cuidara, que me mimara, que me demostrara que le importaba lo que estaba pasando en mi vida, lo que yo estaba sintiendo, lo que yo estaba viviendo. Quería sentir que por lo menos para alguien mi bienestar era primordial. Ese día en particular lo que menos quería era tener visitas triviales; lo que quería era descansar y curarme.

Llegamos a mi casa. Adela me recibió con un fuerte abrazo y se quedó atendiéndome mientras Antonio se marchaba. Le dije que no quería tomar llamadas telefónicas, que prefería recostarme, pues estaba muy cansada. Me recosté sobre mi cama y me quedé con un mal sentimiento. Al poco tiempo empecé a vomitar. Me sentía muy mal físicamente y me parecía que mi casa se sentía rara: estaba muy vacía sin mis hijos. Estaba realmente triste.

Ya entrada la noche, Antonio regresó a ver cómo me sentía. Entró a mi cuarto, en donde yo estaba descansando, y se sentó en la cama junto a mí. A los pocos minutos sacó mi ordenador, revisó su correo electrónico y, al terminar de leerlo, se salió del cuarto. Pensé que se habría ido a cenar algo a la cocina, pero al poco rato, al oír la televisión de la sala encendida, me di cuenta de que no era así: se había salido a ver la tele. Comencé a llorar de soledad en mi cama y un poco más tarde comencé a escucharlo cantar en mi terraza. Yo me seguía hundiendo en la tristeza y la soledad. Me hubiera gustado que estuviera a mi lado, simplemente acompañándome, sin hacer nada más que estar ahí; pero para él, el estar en mi casa era suficiente compañía. Diferencia fundamental entre el hombre y la mujer.

Esa noche me sentí muy sola y muy fuera de mí. No podía dormir y frecuentemente tuve que pararme al baño a vomitar. Pasaron algunas horas y, ya entrada la madrugada, entre llantos y vómitos, decidí llamar a Cristina, mi amiga de Los Ángeles, en busca de cariño y apoyo emocional. En cuanto se puso al teléfono, comencé a llorar con ella por un largo rato sin poder articular palabra. Ella, pacientemente, me escuchaba. Sabía que yo tenía mucha tristeza dentro de mí y que necesitaba desahogarme con alguien. Me di cuenta de que finalmente el plazo de aguantarme tantos meses en silencio, aparentando fortaleza, se estaba venciendo. Habían sido muchas operaciones, un cambio de vida muy drástico, y ya no podía seguir aguantando más. Ese día comencé a desmoronarme. Creo que de todo el proceso de mi enfermedad, ésa fue la noche más difícil que viví: esa noche finalmente me di cuenta de lo que es enfrentar una enfermedad lejos de la familia. Aun ahora la recuerdo como la noche más sola de mi vida.

Las náuseas eran muy fuertes a pesar de que me había tomado los medicamentos que me había recetado la doctora. No podía aguantar más de media hora sin que intentara vomitar, pero como tenía el estómago vacío, me salía bilis. Después de varias horas de hacer el mismo esfuerzo, comencé a ponerme débil y a frustrarme de que los vómitos no se detuvieran. Quería mantener la calma pero al menor movimiento ahí estaba de nuevo el vómito; así pasaron tres días intensamente difíciles en los que estuve de la cama al baño y del baño a la cama.

El segundo día me empezó a entrar un cansancio muy raro. Era una especie de agotamiento sumamente intenso, como si hubiera hecho muchísimo ejercicio y no tuviera más fuerzas en el cuerpo. Recuerdo que me quedaba totalmente inmóvil en mi cama, viendo el techo, pensando que no tenía fuerzas ni para mover la mano y tomar el control remoto para encender la televisión. La idea de leer algún libro era aún más descabellada, puesto que el simple hecho de pensar lo que pesaría el libro me cansaba. Es difícil explicar el agotamiento tan grande que sentía.

Ese segundo día, mi mamá regresó a Miami a pasar unos días más conmigo, pero antes de mi segunda sesión se regresó definitivamente a México. Honestamente, a mí me hubiera gustado que se quedara más tiempo con nosotros, pero las circunstancias hacían un poco difícil que así fuera. El tercer día de la quimioterapia fue el peor para mí. Llevaba ya tres días de vómitos y agotamiento, y me empecé a deprimir. Comencé a tratar de analizar lo difícil que estaba mi situación y empecé a decaerme. Si durante mi proceso de sanación había llorado, durante esos días no paré de hacerlo ni por un instante.

Ese tercer día y un día de cada sesión de quimioterapia, honestamente me cuestioné seriamente si en realidad valía la pena pasar por todo eso o si era mejor dejar los tratamientos a un lado y darme por vencida. Ese tercer día y un día de cada sesión, me sentía física y anímicamente tan agotada que pensé "tirar la toalla" y simplemente dejarme morir. Ahora me parece increíble escribirlo, ya que soy generalmente una persona muy positiva, luchadora y perseverante. Por alguna razón en particular, ese tercer día y un día de cada sesión sentía que la vida se me escapaba de las manos y que no era capaz de luchar por detenerla a mi lado. Durante esos días mi única salvación fueron mis hijos. Su compañía, sus palabras de

La quimioterapia

aliento, su cariño, sus abrazos, su positivismo y su ternura fue lo que me dio la fuerza que necesitaba para no darme por vencida. Sin ellos quizá hoy no estaría aquí. Esas personitas tan especiales me hicieron que me aferrara a la vida.

La quimioterapia en sí es la combinación de químicos que sirven para combatir las células cancerosas. Uno de los problemas de este tratamiento es que los químicos, al entrar en el cuerpo, atacan todas las células, incluso las que no son cancerosas. Ésa es la razón por la cual se cae el pelo y se debilitan las uñas. También puede afectar la médula espinal limitando la cantidad de glóbulos blancos que produce, por lo cual el paciente está más propenso a contagiarse de cualquier cosa. Es por eso que los médicos recomiendan limitar las actividades de quien reciba tal tratamiento. Durante ese período se recomienda no visitar lugares públicos, mantenerse alejado de gente enferma, estar lejos de niños que hayan recibido vacunas, lavarse las manos constantemente y no compartir prendas íntimas con nadie.

Durante los meses de quimioterapia, quien la recibe debe tener precauciones estrictas para no exponerse innecesariamente a algún contagio. Aunque, generalmente, después de terminado el tratamiento las células buenas comienzan a multiplicarse nuevamente, en ocasiones la regeneración celular no ocurre inmediatamente. Por ello es necesario que, mientras dure el proceso, el paciente se haga conteos de sangre una vez a la semana. Los conteos de sangre son quizá lo menos dramático del proceso; sin embargo, el tener que acudir a la clínica al menos una vez a la semana a que me sacaran sangre no era muy agradable. En varias ocasiones, las enfermeras encargadas de sacarme la sangre aún no tenían mucha experiencia con las agujas y tuvieron que picarme más de una vez antes de obtener la muestra necesaria. Si el conteo de sangre estaba más bajo de lo aceptable, entonces mis viajes al hospital se tenían que repetir a dos o tres veces por semana. Esto, aunque era una parte relativamente simple del proceso, añadía estrés a mi vida, ya que se realizaban en el hospital justamente en el mismo cuarto en el que se me administraba la quimioterapia. Creo que inconscientemente yo había establecido una conexión con ese lugar, porque invariablemente al llegar allí me sentía un poco mal. En uno de mis conteos, los resultados fueron tan bajos que fue necesario que me hicieran una transfusión de sangre ahí mismo.

Durante los cinco meses que estuve recibiendo la quimioterapia, todos los aspectos de mi vida se vieron muy afectados por la severidad de los tratamientos. Como mencioné anteriormente, dada la agresividad de mi cáncer, el plan de ataque era igualmente agresivo. Pero me parece que cuando los doctores me lo explicaron antes de comenzar a administrármelo, realmente se quedaron cortos. Durante ese período hubo varios días en que me cuestioné qué me mataría primero, el cáncer o la quimioterapia. Las náuseas, los vómitos, el asco, el cansancio, el sueño, la fatiga, los dolores en las piernas y la depresión al verme físicamente tan acabada, cansada, inflada, hinchada, descompuesta y pálida azulosa hacía que la sensación de malestar se agudizara. En síntesis, con ese tratamiento sentía que me estaban matando antes de devolverme la vida.

El ciclo de mi quimioterapia era de una dosis cada tres semanas. Generalmente, la primera semana se me pasaba, como digo yo, "en la nebulosa": mis días consistían en dormir, vomitar, intentar levantarme, dormir y vomitar nuevamente. La segunda semana las náuseas disminuían pero el cansancio y los dolores de piernas se apoderaban de mí. Fui muy afortunada en contar con los masajes de piernas que me daba mi amiga Isabel, ya que eso me aminoraba un poco el dolor. La tercera semana, que era cuando me sentía mejor y debía servirme para recuperar fuerzas antes de volverme a someter a la misma tortura nuevamente, decidí aprovecharla para irme con mis hijos a Islamorada. Esta isla, ubicada al sur de Miami y con acceso en automóvil, representa el contacto directo con la grandeza de la naturaleza, que en ese momento yo sentía que enriquecía mi espíritu y animaba mi débil cuerpo.

En un viaje a Islamorada, antes de mi enfermedad, había descubierto un pequeño hotel justo a la orilla del mar que me acogía maravillosamente bien. No era nada elegante ni comercial; los bungalós del lugar cuentan con su propia cocina y comedor dentro de las habitaciones, que además de ser bastante amplias tienen unas terrazas muy grandes. Ahí mis hijos disfrutaban recogiendo conchitas y caracoles de la arena, nadando, jugando básquetbol y tenis, y pescando desde el muelle. Yo me sentaba en un camastro y me quedaba viendo la inmensidad del mar por horas,

La quimioterapia

simplemente pensando, agradeciendo y reflexionando al ver las transparentes y cristalinas aguas del océano.

Fue en estos viajes precisamente cuando tuve la oportunidad de crear una conexión espiritual muy fuerte entre mi persona, el Ser Supremo y la naturaleza. Pude descubrir muchas facetas de mí misma que desconocía hasta el momento, y tuve tiempo de reflexionar y comenzar a entender las diferentes lecciones que estaba aprendiendo al estar padeciendo cáncer. Fui muy afortunada de tener el privilegio de poder acudir a Islamorada durante mi terapia, ya que el contacto directo con la grandeza de la creación enriqueció mi espíritu y me dio la fuerza necesaria para poder continuar con los tratamientos.

Durante el período de recuperación de mis operaciones y antes de mi primera quimioterapia, fui a una comida que dio mi amiga Aída para celebrar la adquisición de su nuevo condominio. Recuerdo que ese día yo no tenía muchos ánimos de salir de mi casa, pero mi mamá insistió en que fuéramos, pues me veía un tanto deprimida y pensó que me haría bien para distraerme un poco y salir de la monotonía. Mi amiga Aída es una mujer de negocios muy positiva y luchadora a quien admiro mucho; siempre tiene invitados muy interesantes en su casa, así que, ante la insistencia de mi madre, fuimos un rato para allá. En esa comida conocí a Lilia, una señora muy linda y elegante que a partir de ese encuentro y durante muchos meses se convirtió en otro más de mis ángeles protectores. Desde que comenzamos a charlar nos dimos cuenta de que teníamos muchas afinidades, así que comenzamos algo que llegó a ser una muy buena amistad. Lilia es una persona que, además de bella, es un ser espiritual muy iluminado que nos ha regalado, a través de sus libros y pláticas, una gran cantidad de información y conocimiento del plano esotérico.

Me di cuenta de que, desde el principio de nuestra relación, me tomó un aprecio muy especial y estuvo muy pendiente de mi salud, de mi progreso y de mis curaciones. El regalo más bonito que me dio durante mi tratamiento fue el de su tiempo; además de venir a mi casa muy seguido a hacerme compañía, se ofreció a acompañarme a mis quimioterapias para ayudarme a meditar mientras las recibía. Una vez que la enfermera me había conectado a los químicos, Lilia y yo cerrábamos los ojos, ella me tomaba de la mano y me ayudaba a visualizar los sueros como portadores de la salud que me ayudaban a combatir el error que se había producido en mi cuerpo. Me enseñó a recibir el tratamiento con amor y a bendecirlo por ser parte integral de mi proceso de sanación. Durante estas sesiones, su voz tranquila y dulce me guiaba por un camino de paz y armonía. Las experiencias eran tan bellas que incluso un par de veces me llegué a relajar tanto que sentía como si la limpieza de las células fuera también la limpieza de mi alma. Como en el cuarto en el que se me administraba la quimioterapia siempre había otros pacientes, las meditaciones las hacíamos en voz muy bajita para no molestar a los demás.

A partir de mi segunda sesión tuve la fortuna de haber estado siempre acompañada por más de una persona allegada a mí mientras recibía mis tratamientos; además de Lilia, Juan estuvo a mi lado; y mi papá y Ricardo, mi hermano, se turnaron para visitarme durante esos días. Eso sí, apenas llegábamos al momento de las agujas, ellos siempre encontraban un pretexto para bajar a la cafetería o para salir a buscar el periódico, pues no les gustaba quedarse conmigo mientras recibía los sueros. Yo lo entiendo, ya que, aunque los hombres son supuestamente el sexo fuerte, creo que dentro de los hospitales son el sexo débil.

Las relajaciones y meditaciones que me enseñó Lilia me ayudaron a comunicarme con mi cuerpo, con mis células, incluso con las más pequeñas y diminutas de ellas, y les pedía y ordenaba su curación. Comencé a entender la importancia de la meditación para el restablecimiento armonioso de mi cuerpo. Por medio de Lilia también aprendí más acerca de la protección, presencia e importancia que tienen los ángeles guardianes en nuestra vida.

Durante mi proceso de sanación me encomendé a mis ángeles guardianes, a quienes les pedía guía y protección. Lo más sorprendente de todo es que verdaderamente los resultados de su protección y generosidad no se hicieron esperar. Siempre he sabido que soy una persona muy afortunada, que camina por este mundo bajo la protección de su ángel de la guarda, pero ahora, después de mi enfermedad, me he dado cuenta de que hay todo un batallón de ángeles cuidándome y protegiéndome desde el más allá. Aunque sé que soy una persona espiritual que basa su vida más en lo intangible que en lo tangible, siento que a raíz de la enfermedad me he acercado mucho al Ser Supremo y a comprender más la grandeza y la magnitud de su bondad. Si bien durante mi vida me he cruzado con personas buenas y generosas, durante mi proceso de sanación he recibido innumerables bendiciones.

La mente juega un papel muy importante en la salud del ser humano. Numerosos estudios demuestran que con nuestra mente somos capaces de atraer o alejar enfermedades. La actitud positiva es una herramienta invaluable para recuperar la salud. Un estado anímico positivo ayuda a restablecer la armonía entre la mente, el cuerpo y el espíritu, lo cual se refleja en la salud. Desde un punto de vista muy personal, opino que la relación entre el cuerpo, la mente y el espíritu es esencial para la curación de cualquier tipo de enfermedad. Muchas veces el ser humano, de una manera inconsciente, es el mismo causante de la aparición de enfermedades o desequilibrios en su cuerpo. A veces es difícil comprender este concepto, sobre todo si quienes padecen una enfermedad llevan una vida sana y se consideran personas buenas.

En la actualidad, el modo de vida tan agitado en que vivimos, el estrés al que estamos sometidos, las presiones, las preocupaciones, la falta de una alimentación adecuada, y las prisas son algunos de los factores que contribuyen al desequilibrio de nuestro cuerpo y a la manifestación de las enfermedades. Desde el punto de vista espiritual podemos decir que la acumulación de rencores, enojos, tristezas, malos sentimientos, corajes y toda clase de energías negativas que no se canalizan en forma correcta, eventualmente se manifiestan por medio de un daño físico.

Aunque no hay una manera médica precisa de comprobar la relación entre alma, cuerpo y mente, cada día hay más estudios que demuestran que la correlación entre éstos es muy importante para una vida sana. Hay muchas cosas en la vida que no se materializan, es decir, que no son tangibles pero que existen, y simplemente lo sabemos y aceptamos. El amor es uno de los principales ejemplos. El amor es un sentimiento que simplemente sentimos y nos llena de felicidad y satisfacción; no lo vemos con una forma material, por así decirlo, pero está latente y sabemos de su existencia por medio de manifestaciones diversas. De igual manera, la curación física existe y cuando aprendemos a llevar una vida armoniosa y sana, la felicidad se refleja y se manifiesta a través de nuestro cuerpo.

Durante los meses de quimioterapia, todas mis actividades se vieron realmente reducidas drásticamente, ya que mi nivel de energía era muy bajo. Tuve que aprender a disminuir la cantidad de tareas que podía realizar cada día. Las pocas fuerzas que me quedaban quería utilizarlas para conversar con mis hijos cuando regresaban de la escuela o de su campamento de verano. Aprendí a decir que no cuando no me apetecía hacer algo. También en esos momentos fuimos muy afortunados porque gracias a la generosidad de mi amigo Raúl, el director del campamento de tenis en Key Biscayne, mis hijos pudieron acudir a éste diariamente y distraerse durante sus vacaciones escolares. El mismo Raúl, quien les había proporcionado una beca, se encargaba de recoger a mis hijos de mi casa todas las mañanas para llevarlos al campamento. Para mis hijos ese verano fue muy especial, a pesar de las circunstancias por las que atravesaba su madre.

Como soy una persona muy social, algunas de las cosas que me costaron más trabajo fue el aprender a no contestar el teléfono a todos mis amigos y el pedirles que no me visitaran tan a menudo, si es que no tenía fuerzas para mantener una conversación. Aprendí a limitar mi tiempo y mi espacio y a poner prioridades en la manera en que distribuía mi tiempo con mis seres queridos. Nunca me ha gustado decirle a alguien que no puedo recibirlo, pero en las circunstancias en las que me encontraba me vi obligada a aprender a limitar el tiempo que podía pasar con otros que no fueran mis hijos. Soy muy afortunada porque cuento con mucha gente bella, linda y desinteresada a mi alrededor, y afortunadamente también ellos aprendieron conmigo. El amor del equipo de apoyo durante la lucha contra el cáncer es un gran aliciente que enriquece el alma.

Reflexionando un poco acerca del tiempo que pasé recibiendo los tratamientos de quimioterapia, me parece importante enfatizar que los cuidados y el cariño que uno se pueda dar a sí mismo durante ese proceso son indispensables para un pronto restablecimiento. Durante esa época fue primordialmente importante aprovechar el tiempo para reflexionar y acercarme a mi ser interior. Una vez que aprendí a sanar mi espíritu, a cuidarlo, a quererlo y a aceptarlo, mi cuerpo comenzó a curarse. Es muy importante recalcar que durante esa etapa es indispensable aprender a desconectarse de tantas cosas mundanas, triviales y sin importancia que absorben la poca energía con que se cuenta. Es muy importante que la

La quimioterapia

gente que está alrededor de uno mientras se padece la enfermedad sepa entender que el enfermo necesita su tiempo y su espacio, y que aprenda a respetarlo. El hecho de que el paciente necesite estar a solas no significa que no aprecie la compañía de los demás ni sus buenas intenciones. Por experiencia propia, sé que en mi caso hubo muchos días en que necesitaba estar sola simplemente para no agotar mi energía.

La quimioterapia es un proceso muy duro, y no me canso de repetirlo porque así lo fue para mí. En distintas ocasiones me hablaron, tanto los médicos como las enfermeras, de los grandes progresos que se han hecho en este tratamiento durante los últimos 20 años. Yo no quiero ni imaginarme lo que la gente habrá tenido que sufrir para salir de este terrible mal con un tratamiento más brutal que el que yo recibí. Aun ahora me cuestiono si me volvería a someter a todo esto si mi cáncer regresara, y honestamente no tengo una respuesta. Además de que físicamente fue muy agotador, mentalmente fue igualmente difícil. No solamente me sentía enferma, sino que también estaba muy cansada, sensible, irritable, susceptible, totalmente calva y sin cejas ni pestañas, e hinchada. Como si la brutalidad del tratamiento no fuera suficiente, poco a poco, al pasar las semanas, comencé a notar que mi ropa me quedaba más apretada. Al final, terminé el tratamiento con doce libras de más. Cuando me veía al espejo, a veces pensaba cómo era posible que, además de pasar por toda esa tortura buscando mi curación, también tuviera que terminar el tratamiento gorda y sin pelo. Aunque era consciente de que esa apariencia era simplemente temporal, mientras lo estaba viviendo ésa era mi realidad, y era una realidad dura.

Reflexiones:

- Existe una relación muy íntima entre la mente, el cuerpo y el espíritu. Por eso mismo es de vital importancia mantener el equilibrio y la armonía entre ellos.

- La actitud del paciente puede marcar la diferencia entre el éxito y el fracaso del tratamiento.

- El aprender que somos seres vulnerables y con limitaciones es esencial para nuestro crecimiento espiritual.

- Saber administrar el tiempo que se le dedica a cada actividad es clave durante los tratamientos. Establecer prioridades durante este periodo es vital para la conservación y el aprovechamiento de la energía vital.

- El apoyo incondicional y el amor son el mejor aliciente en la lucha.

"Es solamente pelo"

Cuando mi mami tenía el pelo largo se veía mejor. Cuando tenía el pelo corto se veía más mal. Cuando tenía el pelo largo en las fotos se veía siempre sonriendo y contenta, pero cuando tenía el pelo corto en las fotos se veía más triste. Ahora que no tiene pelo en las fotos se ve muy cansada y enferma.

Izzy

Desde la primera vez que visité a la oncóloga y me explicó en qué consistiría la quimioterapia que iba a administrarme, me confirmó lo que me venía sospechando desde que supe que tendría que someterme al tratamiento: por el efecto de cierta droga, perdería el pelo. En esos momentos y con la angustia de luchar para seguir viviendo, la pérdida del pelo no era algo que realmente me afectara o me preocupara siquiera, o por lo menos así lo creía. Aunque nunca he sido una persona vanidosa, siempre supe que era una mujer privilegiada ya que nací con una cara de facciones bonitas y bien definidas. El pelo, pensaba yo en ese momento, va a volver a crecer al terminar los tratamientos, así que no me preocupaba perderlo mientras fuera por mi lucha por vivir. En el intervalo aprovecharía el hecho de que se me cayera para hacerme un peinado corto medio loco que siempre se me había antojado y que nunca me había atrevido a hacer.

Como yo había leído bastante acerca del cáncer y sus métodos de curación desde que comencé mi jornada, decidí cortarme el pelo poco a poco, especialmente para que mis hijos se adaptaran a mi cambio de apariencia paulatinamente. Cuando me descubrí el tumor, el pelo me llegaba casi al medio de la espalda y durante mi edad adulta lo había llevado casi siempre de la misma manera. Antes de entrar al quirófano la primera vez, decidí hacerme mi primer corte de pelo, dejándomelo tan sólo justo arriba

115

de los hombros. La estilista que durante ese año me había peinado varias veces cuando tenía algún compromiso importante, se sorprendió cuando le pedí que me cortara el pelo, ya que no estaba al tanto de mi problema y sabía que me lo cuidaba para mantenerlo largo y bonito. Una vez que le expliqué el motivo, ella misma se ofreció a raparme la cabeza cuando llegara el momento de hacerlo. Se conmovió al enterarse de mi situación y me expresó su preocupación por la reacción de mis hijos. Me deseó suerte y me hizo un corte de pelo muy lindo que aparentemente me hacía ver y sentir más joven.

Ese día, después de cortarme el pelo, recogí a mis hijos de la escuela, y cuando me vieron ambos me dijeron que les gustaba mi nuevo corte. Izzy me pidió que la llevara con la misma estilista para que también a ella se lo cortaran como a mí. Eso me conmovió mucho porque yo sabía que durante mucho tiempo lo que ella más deseaba era tener su pelo largo. Le gustaba pasar horas enteras cepillándoselo e intentando cepillar el mío, con la intención de que nos creciera más rápido pues quería parecerse a las princesas de sus cuentos. Así que yo sabía que al pedirme que la llevara a que también a ella se lo cortaran lo estaba haciendo por solidaridad y como apoyo hacia mí y no porque ella realmente lo quisiera. La gente nos dice frecuentemente que nos parecemos mucho y ambas nos sentimos muy orgullosas de que así sea. Por ello, en ese momento la abracé fuertemente y al día siguiente la llevé a que le cortaran el pelo. ¡Su corte quedó igualito al mío!

A los pocos días de la primera quimioterapia, empecé a notar cómo se me caía un poco el pelo. Hasta ese momento no era algo drástico, pero sí lo veía al cepillarme la cabeza y al bañarme. Un día llegó mi mamá a la casa con unos paliacates y unas mascadas de colores para cuando necesitara cubrirme la cabeza, así que decidí empezar a utilizarlos poco a poco para acostumbrarme a verme con ellos. Dos semanas después de mi primera dosis de quimioterapia, el cuero cabelludo comenzó a dolerme de una manera muy extraña; era como si me doliera la raíz del pelo, algo así como cuando uno cambia el sentido del peinado al lado opuesto. Era raro, pues con sólo tocarme el pelo se me caían mechones completos; eso fue un poco traumatizante para mí. Una mañana llamé a mis hijos a mi habitación y los dejé que me jalaran el pelo para que se quedaran con grandes

"Es solamente pelo"

mechones en las manos y me ayudaran a tirarlos al basurero. Ellos lo hacían entre sorprendidos y un poco asustados, pero de la misma manera me sentía yo y quería que ellos fueran también parte de mi proceso. El día en que me quedaría calva estaba muy cerca y quería que ellos entendieran el porqué.

A la mañana siguiente me metí a bañar antes de salir a dar una vuelta a la oficina. Cuando me sequé la cabeza y comencé a peinarme, sentí algo muy extraño. Me vi en el espejo y me percaté de que arriba, en la coronilla, tenía algo así como dos agujeros del tamaño de un puño en donde no había ni un solo pelo, simplemente se veía mi calva y mi piel, totalmente blanca. No podía creer que hubiera perdido tanto pelo de golpe y tuviera esos "huecos calvos" en mi cabeza. Me senté en mi tocador frente a mi espejo y comencé a llorar al verme. Lloré mucho, pero lloré en silencio porque no quería que ni mi mamá, ni Adela, ni mis hijos me escucharan. Aunque lo había estado esperando, había llegado el momento y el verme realmente calva no era fácil. Representaba el recordatorio de que efectivamente tenía cáncer.

Después de unos angustiantes minutos, me armé de valor y salí de mi habitación con la cabeza cubierta por mi paliacate color rosa. Llamé a Sandra por teléfono y le pedí que me acompañara al salón de belleza para que me raparan toda la cabeza, pues así como estaba era muy desagradable verme a mí misma. Había llegado el momento de hacerlo. De camino le conté lo que me había sucedido en el baño y se mostró un poco incrédula pensando que quizá exageraba un poco.

Al llegar al salón mi estilista me saludó muy amablemente y, como me vio con el pelo cubierto con mi pañuelo rosa, también pensó que me estaba anticipando a la necesidad. Queriendo aminorar mi situación, nos habló de una conocida de ella en París que pasó por la quimioterapia pero que nunca se quedó calva. Sé que lo hacía por animarme y le agradecía sus buenas intenciones, pero en cuanto me quité el paliacate y me vieron, ambas se quedaron sorprendidas de mis "agujeros" calvos. Estuvieron de acuerdo conmigo en que debería raparme totalmente pues me vería mejor sin pelo. El ver la expresión de sus rostros, una mezcla de asombro, incredulidad y lástima, fue un poco doloroso para mí. "Es solamente pelo, te va a volver a salir", me decían, y esa fue la primera vez que oí esa frase que me seguiría durante los próximos ocho meses de mi vida. "Es sólo pelo". Así era; era únicamente pelo, pero era *mi* pelo. Pelo que con el pasar del tiempo crece y vuelve a salir, pero que en ese momento era la representación física más real y visible de la enfermedad que tenía y estaba tratando de combatir. Mi calvicie equivalía a saber que tenía cáncer, aunque luchaba por combatirlo.

Podría parecer tonto que le dedique un capítulo completo de mi libro a mi pelo, o más bien, a mi falta de pelo, pero así le dediqué de tiempo durante el transcurso de mi curación. Los primeros días sin pelo en mi cabeza fueron difíciles. Difíciles, porque no estaba acostumbrada a verme en el espejo por las mañanas totalmente calva. Difíciles, porque tampoco estaba acostumbrada a tener que cubrirme la cabeza antes de salir de casa y mucho menos dentro de mi misma casa. Difíciles para mis hijos porque nunca habían visto a su mamá calva. Difíciles para mis amigos porque, aunque todos sabíamos que era "solamente pelo", durante ese tiempo la falta de pelo es el recordatorio del cáncer. La caída del pelo es causada por los químicos tan potentes que intentan matar las células cancerosas que pudieran quedar en el cuerpo pero que al mismo tiempo matan las células que hacen que el pelo y las uñas crezcan; en esos momentos, la falta de pelo es la evidencia y el recordatorio constante de que se padece ese terrible mal.

Tener que cubrirme la cabeza constantemente era algo que me incomodaba, ya que durante los meses de verano hace mucho calor y hay mucha humedad en Miami, y se suda mucho. Poco a poco comencé a estar "al natural" en mi casa pero al principio fue difícil presentarme calva ante mis amigos, conocidos o desconocidos, más que por mí, por ellos, por la expresión en su rostro al verme así por primera vez. Pero fui armándome de valor y destapándome la cabeza en público, aunque confieso que no fue algo fácil de hacer. Las expresiones de la gente muchas veces dicen más que las palabras, y aunque "era solamente la falta de pelo", la gente no siempre sabe cómo reaccionar ni qué decir ante ciertas situaciones.

Había quienes al verme fingían que mi calvicie no les molestaba, pero esquivaban mi mirada y no me veían de frente. Había quienes me decían que me veía muy bien, pero sé que lo hacían para no hacerme sentir mal y no porque realmente lo creyeran. Al principio de ese período

"Es solamente pelo"

"solamente fue el pelo" de mi cabeza, pero poco a poco las cejas y las pestañas también fueron desapareciendo. Antonio comenzó a llamarme "Calvis" de cariño, y le gustaba darme besitos en la calva, pero una de mis mejores amigas me vio una vez, y prefirió no volver a hacerlo hasta que tuviera pelo nuevamente porque le pareció muy difícil verme así. A Izzy le gustaba tocar mi calva aunque, según ella, yo parecía una "extraterrestre". Tommy prefería no tocarme la cabeza porque decía que le daba una sensación extraña que no le gustaba.

Con una actitud positiva, decidí tomar la afición de comprar pañuelos de todos colores, que me combinaran con la ropa que me ponía. Es curioso pero ahora me doy cuenta de que el simple hecho de mostrar la cabeza pelona ante los demás es también parte de un proceso emocional que se lleva a cabo durante el tiempo de curación. Te hace más valiente.

Un día que no me sentía tan mal, hice el esfuerzo de salir de la casa para llevar a mis hijos a un centro comercial porque Tommy quería comprarse un par de tenis. Ahí comencé a sentirme un poco mal y tuve que sentarme en una banca por un momento, pues tenía la sensación de que me iba a desmayar y me acaloré mucho. Mi primer instinto fue quitarme el pañuelo de la cabeza como para refrescarme un poco, y cuando lo estaba haciendo, me di cuenta de que una señora mayor que se encontraba cerca de mí se me quedó viendo de una manera que me molestó un poco. Su mirada era un tanto despectiva, pero traté de ignorarla y concentrarme en no asustarme por sentirme mal, ya que estaba sola con los niños.

A los pocos minutos, a la señora se unió un grupo de personas, y mis hijos y yo nos dimos cuenta de que nos veían y se decían algo entre ellos. Yo me sentía un poco incómoda. Luego caminaron cerca de nosotros, sin dejar de mirarnos. Entonces Tommy le dijo a la señora: "Mi mami tiene cáncer y se siente mal. Por favor ya no la estén viendo así". Yo me sorprendí un poco por su reacción. Desde el principio de mi enfermedad Tommy fue muy protector conmigo. En el fondo estaba de lo más orgullosa de mi niño, defendiéndome de las miradas críticas de los demás.

Así como tuvimos esa reacción un tanto negativa, puedo hablar de muchas muy positivas, como la que me sucedió cuando Raúl, mi amigo el director del campamento de tenis de mis hijos, me llamó para invitarme a comer. A Raúl no lo había visto en algún tiempo y durante esos días no me sentía con muchos ánimos de salir a la calle, pues ya no tenía pelo y estaba desanimada. Él insistió en recogerme para llevarme a almorzar; dijo que tenía algo muy importante que contarme. Ante tanta insistencia, acepté, aunque con poco entusiasmo. Cuando llegó a recogerme, justo después de abrazarme, me dijo que me tenía preparada una sorpresa, como solidaridad conmigo. Me le quedé viendo un poco sorprendida y curiosa; entonces se quitó la gorra que traía puesta, y vaya sorpresa: ¡se había rapado la cabeza! Fue realmente un extraordinario gesto de su parte. La solidaridad de un buen amigo.

Finalmente me animé a comprar una peluca porque tenía algunas juntas de trabajo y debía lucir más seria. Juan se ofreció a acompañarme a comprarla; según él, él sí sabía lo que me quedaba bien y lo que no. Cuando grabábamos mi programa "Fútbol con Mayte", él era el productor general pero a veces me preguntaba si secretamente no sería un estilista frustrado ya que desde el principio se dedicó a hacerme lucir mejor en pantalla. Siempre me decía lo que me favorecía y lo que no, qué colores eran buenos para mí, qué trajes me hacían lucir mejor, etc. Así que lo dejé seguir con su fantasía de "coordinador de imagen" aun fuera del set.

Ese día iba bastante renuente a hacer un gasto tan fuerte en una peluca que ni siquiera estaba muy convencida de que iba a utilizar. De todas maneras, decidí ir a probarme varias pelucas a modo de experimento de un "nuevo look". Teníamos información de una sala de belleza especializada en satisfacer la demanda de mujeres que estaban recibiendo quimioterapia. El señor que nos atendió era muy simpático y me ayudó a probarme distintos tipos de peluca hasta que encontré una que me gustó. Opté por una de pelo corto de un color castaño claro parecido al mío, pero de un corte totalmente diferente a lo que acostumbraba llevar. Era un pelo corto con muchas capas que hacían que el copete se levantara y se quedara parado. Un corte realmente muy moderno. Decidí llevarme ésa porque hacía lucir bien mi cara y porque quería tener un "look" totalmente diferente al que había tenido hasta ese entonces con mi tradicional pelo liso, suelto y largo. Creo que sabía que estaba buscando algo que de alguna manera me ayudara a iniciar una nueva realidad y me diera un empujoncito para empezar una nueva etapa de mi vida.

"Es solamente pelo"

A decir verdad, la compra de la peluca fue un tanto absurda ya que en realidad la utilicé muy poco: ni siquiera media docena de veces. Me la puse únicamente para un par de juntas de negocios, una que otra reunión con clientes que no tenían conocimiento del proceso por el cual estaba atravesando, y una presentación social. La verdad es que no estaba acostumbrada a traerla puesta y me sentía muy rara con ella pues pensaba que, si hacía algún movimiento brusco, saldría volando y la gente se reiría de mí. Durante los pocos días en que me la puse, Juan se encargaba de arreglármela a cada rato y me repetía constantemente lo bien que lucía con ella; eso me daba más confianza y seguridad en mí misma. Siempre había conocido a un Juan franco, y sabía que si a él le gustaba cómo me veía, podía sentirme segura.

La pérdida del pelo durante los meses de la quimio es como un sube y baja anímico. Al principio comienza a caerse por pedazos, después sale un poquito y después se vuelve a caer; es un ciclo que se repite mientras dura el tratamiento. Por eso mismo, decidí hacer de mi calvicie un motivo más de reunión entre amigos y familiares, así que empecé a dejar que algunos de mis amigos me rasuraran la cabeza. Esos momentos eran todo un acontecimiento en mi casa, pues a mis hijos les encantaba llenarme la cabeza de crema blanca para rasurar y dejar que Antonio o Raouf me raparan.

El tema de la calvicie es un tema raro. En circunstancias normales, uno no le presta tanta atención a la caída del pelo. El problema es que, como mencioné anteriormente, durante el proceso de lucha contra el cáncer, la calvicie representa precisamente el saber que se tiene cáncer; por ello es un tema muy delicado. Tengo varios amigos varones que al perder gran parte de su cabellera han decidido raparse para lucir calvos. En lo personal, me parece que se ven de lo más atractivos; sin embargo, su situación es muy diferente. Lo de ellos es un proceso de la naturaleza, algo que sucede poco a poco, no se quedan calvos de la noche a la mañana ni obligatoriamente, como nos sucede a quienes recibimos determinado tipo de quimioterapia. Aunque no todos están muy conformes con su calvicie, ha sido un proceso que ha tardado mucho y que les ha permitido adaptarse a su realidad día tras día. En ese caso la vanidad es lo que les ataca. Y aunque en mi caso también pudo haber existido un poco de vanidad, lo determinante era la dura realidad de la lucha contra la enfermedad recordada constantemente.

Reflexiones:

☙ A pesar de que sea "solamente pelo", el verse sin éste impacta de manera muy fuerte, pues es el recordatorio constante de la enfermedad.

☙ El aceptarse frente al espejo totalmente calva es un acto de valor y dignidad.

☙ El pelo vuelve a salir en cuanto se terminan los tratamientos. De la misma manera, el alma puede aprender a florecer con una nueva vida.

Sentirme mujer

Como mi mami no tiene pelo parece una extraterrestre. Se ve bonita pero como una extraterrestre bonita. De todas maneras me asusta.

Izzy

Cuando veo sus cortadas me siento mal. No me gusta verlas porque siento algo raro y me preocupo por ella.

Tommy

Al momento de descubrir el cáncer, yo llevaba lo que consideraba una vida "normal", es decir, lo que se entiende como la vida social normal de una mujer contemporánea. Tres años antes de mis quimioterapias me había divorciado de mi segundo marido, el padre de mis hijos, y dos años antes de haber sido diagnosticada con cáncer de seno me había mudado a Miami. Llegué a esa ciudad con la ilusión y el entusiasmo de establecer un negocio que me permitiera vivir bien y crearles un patrimonio a mis hijos.

Mi vida íntima era lo que yo considero "buena" dentro de mis circunstancias y de lo que me ha tocado vivir. Me casé por primera vez a los 21 años, y aún no entiendo ni por qué lo hice, pues nunca estuve enamorada de mi primer marido; quizá lo hice porque era joven e inexperta y estaba buscando una excusa para salirme de mi casa. Llegué virgen a mi luna de miel, y mis problemas comenzaron en la segunda noche de bodas, cuando arrestaron a mi marido; pero ése es tema para otro libro. Recibí una educación muy estricta tanto en mi casa como en mi escuela. Acudí al mismo colegio católico de monjas desde pre-kinder hasta que terminé el bachillerato. El sexo era algo de lo que nunca se hablaba en mi casa y que muy raramente comenté con mis amigas. La adaptación a una vida sexual plena o activa ha sido algo que, en mi caso, ha tomado su tiempo.

Me divorcié la primera vez antes de cumplir el segundo año de casada y, por presión familiar más que por decisión propia, obtuve la anulación papal. En mi continua búsqueda de la felicidad, me casé nuevamente cuatro años más tarde. Con mi segundo marido, aunque tuve dos hijos, las relaciones íntimas eran muy esporádicas, lo cual creó uno de nuestros mayores conflictos. Comenzar a salir con hombres de mi edad, después de prácticamente no haber tenido mucha experiencia en relaciones íntimas, ha sido en sí toda una aventura muy interesante. He tenido desde la cita más inocente a tomar un café y platicar, hasta la cita más extravagante y aventurera. Claro está, he pasado por toda la gama de invitaciones de lo que llaman "dating" en Estados Unidos, desde simples cenas y salidas al cine, hasta decepciones y frustraciones; algunas relaciones alegres y emocionantes, y un par de "noviazgos" que realmente no llegaron a ser nada serio.

Al momento de enterarme de que tenía cáncer estaba atravesando un periodo de "sanación emocional", por decirlo de alguna manera. Durante unos meses sufrí una fuerte decepción amorosa, pues creí haberme enamorado de alguien a quien llegué a considerar como "el hombre de mi vida". Me gustaba física y emocionalmente, me agradaba su presencia y su compañía y me parecía un hombre inteligente. Me atraía, a pesar de que desde el principio de nuestra relación me daba señales contradictorias: ni comía ni dejaba comer como dice un conocido refrán. Con el tiempo me di cuenta de que, aunque sí era amor lo que sentía por él, no era el amor de pareja que tanto he anhelado, sino otra clase de amor; era un sentimiento más bien fraternal, y de eso ya había tenido suficiente con el padre de mis hijos. De todas maneras, darme cuenta de esa realidad me golpeó, pues me había ilusionado con él. A pesar de que nos queríamos mucho, teníamos expectativas de la vida muy diferentes. Cuando finalmente terminé con esa ilusión, fue doloroso, aunque, como mencioné, la relación era un "affaire emocional" más que algo físico. Aun así, me pegó muy fuerte especialmente porque habíamos invertido mucho tiempo en decidir qué rumbo tomaría la relación.

Sentirme mujer

Fue precisamente para tratar de olvidarlo que comencé a salir más, a conocer más gente y a aceptar más invitaciones. Ser una mujer atractiva y sociable me ha abierto muchas puertas, incluso en una sociedad tan superficial y plástica como la del medio en el que me desenvuelvo en Miami. No quiero sonar poco modesta pero afortunadamente nunca me han faltado invitaciones de hombres apuestos y dispuestos. Sin embargo, la confianza, la seguridad en mí misma y la autoestima que había logrado desarrollar durante los años que llevaba divorciada se pusieron a prueba de una manera muy fuerte con la enfermedad.

Las operaciones, la convalecencia, la recuperación, la quimioterapia, la recaída y las radiaciones me tenían agotada, agobiada y un tanto recluida, sin ganas de salir de mi casa. Socializar cuando estaba sintiéndome mal era algo que no me apetecía en lo más mínimo. Incluso atravesé por algunos períodos depresivos durante ese tiempo. De ser una persona sumamente activa y animada, pasé a ser una mujer un tanto insegura que buscaba refugiarse del mundo en la seguridad de su hogar. Reconozco que los malestares físicos muchas veces me impedían salir, pero algunas veces yo simplemente me sentía con temor de enfrentarme al mundo o de encontrarme con alguien a quien no hubiera visto en cierto tiempo y que no supiera de mi situación, y eso me atemorizaba. No me sentía con ganas ni de dar explicaciones por el cambio de mi apariencia, ni de hablar de mi problema de salud. Cuando apenas estaba recién operada, no podía ni moverme. Con las primeras tres operaciones, realizadas el mismo día, la recuperación fue difícil y muy dolorosa, como he mencionado anteriormente. Para extirparme el tumor del seno derecho me habían hecho dos incisiones; para extirparme los ganglios linfáticos me habían abierto debajo de la axila, del mismo lado. Para la operación del riñón me habían abierto el abdomen, justo antes del ombligo, en una cortada en forma de ola que se extiende hasta la parte de atrás de mi costado izquierdo. Esta última requirió 56 puntos, así que el malestar físico que sentía cuando estaba recién operada era muy intenso.

Durante varias semanas no hice más que recibir visitas tanto en el hospital como en mi casa, y me sentía muy a gusto con ello. Me sentía protegida. Por la dificultad para moverme, adopté poco a poco una rutina que me hacía sentir tranquila. Me levantaba temprano por la mañana para acompañar a mis hijos a desayunar y los despedía para que se fueran a la escuela. En cuanto se iban, me recostaba a descansar otro rato. Una hora más tarde, me metía a la ducha y me vestía con alguna de mis pijamas para estar presentable en cuanto llegaran mis visitas. Anticipando mi estadía en cama, antes de ingresar al hospital me fui de compras de pijamas para levantarme el ánimo. Pensaba que si iba a estar convaleciente y luciendo pálida y demacrada durante algunos meses, por lo menos lo contrarrestaría con pijamas de colores vivos y alegres que me ayudaran a subirme el ánimo. Los collares que mis hijos me hicieron y que me habían llevado al hospital se volvieron mis amuletos, y durante los primeros tres meses de recuperación nunca me los quité. Durante ese tiempo leí varios libros, dormí, descansé bastante; asimismo, pasaba varias horas sentada en mi terraza gozando de la maravillosa vista que tenía tanto hacia la bahía de Biscayne como hacia el centro de Miami.

Mis únicas salidas durante los primeros dos meses fueron al médico, ya que incluso el paseo en auto me mareaba. Más tarde fueron aumentando gradualmente, especialmente a la oficina. Tuve la fortuna de que nunca me sentí sola, pues durante una temporada tuve a mi madre en casa con nosotros, algunos de mis hermanos también estuvieron en casa, y constantemente gocé de la compañía de mis amigos que, no me canso de repetir, llegaron a convertirse en mi familia espiritual. Pero a pesar de sentir ese amor tan grande por parte de quienes me rodeaban, la muchacha alegre, segura de sí misma, fuerte y valiente que era yo antes del cáncer, se había ido convirtiendo en una mujer insegura, débil y un tanto reservada a raíz de la enfermedad. Ni siquiera yo misma entendía el cambio. A mí que me encantaban las fiestas, las reuniones y los eventos, me empezó a entrar una especie de miedo de salir a la calle que ni yo misma comprendía. A pesar de que los médicos ya me habían dado de alta de las operaciones, yo no me sentía capaz ni con ánimo de salir de mi casa en esas condiciones. En parte, la ligera depresión por la que estaba atravesando me impedía sentirme como la Mayte de antes. Viéndolo retrospectivamente pienso que quizá la duda ante mi futuro incierto me provocaba una angustia que a su vez me convertía en un ser frágil e inseguro. Pudiera ser.

Los meses de quimioterapia fueron muy duros por mi condición de mujer, como lo expliqué en el capítulo referente a este tema. La pérdida

Sentirme mujer

del pelo, aunque era temporal, golpeaba mi vanidad femenina. Y con todo eso junto, mi autoestima, que finalmente se había fortalecido desde que había llegado a Miami, se encontraba nuevamente por los suelos. Desde que comencé en mi lucha contra el cáncer, había aumentado casi diez libras de peso, la ropa me quedaba entallada, había perdido, además del pelo de la cabeza, gran parte del de las cejas, las pestañas y el vello púbico. Me veía en las mañanas en el espejo, y lo que veía era el reflejo de la enfermedad, un constante recordatorio del cáncer. Aunque hacía un esfuerzo por arreglarme diariamente para tratar de verme lo mejor posible, me sentía incómoda y molesta conmigo misma y mil veces me pregunté si llegaría nuevamente el día en que me sintiera atractiva como mujer.

Increíblemente, el día llegó y fue de la manera menos esperada y con la persona menos imaginada. Justamente una semana después de haber recibido mi última quimioterapia, me habló por teléfono Javier (utilizo su nombre de pila por ser una persona conocida), un queridísimo amigo mío que estaba viviendo en Nueva York, para avisarme que iría a Miami por unos días por cuestiones de trabajo. Hemos sido amigos desde que éramos jóvenes y ambos vivíamos en la ciudad de México, y a través de los años habíamos conservado una bella amistad. Durante el tiempo de mi enfermedad, nos habíamos mantenido en contacto constante por teléfono y por correo electrónico, y sus palabras dulces eran una inyección de apoyo en mi trayecto. Javier me había dicho que tenía muchas ganas de verme a su paso por mi ciudad y que no aceptaría una negativa de mi parte. Nuestra relación a través del tiempo podría ser descrita como la relación entre dos almas que, a pesar de que se encuentran esporádicamente, están unidas por un cariño espiritual que va más allá de los sentimientos físicos. Una relación de amor que se puede sentir y palpar incluso a simple vista. Aunque siempre había existido cierta atracción mutua, nunca la habíamos materializado, ya que cuando nos veíamos invariablemente estábamos involucrados en relaciones con otras parejas. Por haber sido amigos durante tantos años habíamos aprendido que la distancia no representaba un obstáculo para nosotros, pues aunque dejáramos de vernos por temporadas largas, de una forma u otra siempre retomábamos el contacto.

La primera noche que nos vimos, yo acudí a la presentación de su más reciente material. Su casa editorial estaba promocionando el lanzamiento y como parte de ello iba a ofrecer una conferencia de prensa seguida por un cóctel principalmente para la prensa. Por eso mismo, sabía que al evento acudirían muchas de las personas más influyentes del medio, y estaba muy nerviosa ante la posibilidad de asistir. Sabía que el simple hecho de acudir a la presentación sería un gran reto para mí, pues además de verlo a él, me encontraría con gente de la industria a la que durante meses no había visto. Como no podía fallarle con mi presencia ante tanta insistencia, decidí poner mucho empeño en arreglarme para lucir de la mejor manera posible. Me vestí con unos pantalones muy modernos de varios colores y una camisa de seda color verde limón realmente muy bonita. Antes de salir de casa me acomodé la peluca de la mejor manera posible, me puse mis zapatos de tacón alto, desabotoné un poco la blusa para mostrar un sugestivo escote y después de un último vistazo en el espejo y con un gran suspiro decidí salir a enfrentarme al mundo.

Al llegar a la conferencia de prensa, me detuve en la puerta por unos minutos antes de entrar. Iba un poco asustada, pero debía de ser valiente pues ya estaba ahí. Me armé de valor y llegué hasta el salón en donde se presentaría, y al abrir la puerta, lo vi parado detrás del podio ensayando su presentación. En cuanto se dio cuenta de que había llegado, dejó todo en el escenario y acudió inmediatamente a saludarme. Nos abrazamos con mucha fuerza y cariño; platicamos por un momento y luego me fui a sentar a mi lugar, pues la conferencia de prensa estaba a punto de comenzar. Él me había reservado dos sillas en la primera fila pensando que iría acompañada.

Aunque esa presentación era un evento relacionado con el trabajo, esa noche había ido sola, sin amigos ni nadie de la oficina, pues había decidido que necesitaba empezar a enfrentar mi nueva vida sin depender siempre de la compañía de alguien. Eventualmente me di cuenta de que había sido una decisión muy acertada porque a partir de ese momento empecé a recobrar nuevamente la seguridad en mí misma. El haberme enfrentado esa noche a mi mundo profesional, saludando y conversando casualmente con personas del medio a las que no había visto durante varios meses, me ayudó a sentirme mejor. Pude darme cuenta de que la vida había seguido adelante sin mí y de que las cosas seguían marchando como lo hacían antes de mi partida. Cada vez que alguien se acercaba

Sentirme mujer

a felicitarme por mi "nuevo look" yo sentía como si le dieran un gran masaje a mi ego, pues no conocían la verdad, aunque yo sí. Así que únicamente agradecía el cumplido y pensaba para mis adentros: "si supieras que traigo peluca, que estoy totalmente calva y que sigo en mi lucha por la vida…".

Al terminar la conferencia de prensa me quedé un rato en el cóctel y comencé a socializar como lo hacía antes. Me di cuenta de que, a pesar de estar pasando por algo tan duro, la vida laboral continuaba y yo debía salir de mi refugio y tratar de integrarme nuevamente a la realidad si quería volver a pertenecer a ese grupo de trabajo. Durante la recepción, un par de muchachos por separado se acercaron a conversar conmigo. Como no nos conocíamos, me dieron su tarjeta de presentación y me preguntaron si me gustaría salir a tomar un café o una copa en algún momento. Ninguno de los dos tenía ni la menor idea de lo que esas invitaciones estaban haciéndole a mi ego, ni de lo que esas invitaciones significaban para mí en esos momentos. Me sentía muy contenta y nuevamente "como pez en el agua", pues después de tantos meses de enfermedad, de angustia, de dolor y de sufrimiento, era la primera vez que era realmente consciente de que, aunque la vida había seguido adelante en mi ausencia, me debía de reincorporar a nivel profesional. Ahí mismo estaba decidiendo que era feliz y estaba preparada para integrarme de nuevo.

Ya con el ego bien masajeado, regresé a mi casa temprano a pesar de que varios de mis amigos continuaron con una fiesta más íntima en un conocido restaurante. Aunque me habían invitado, no quería abusar de mi primera salida. Creo que, en cierto modo, no quería reventar la burbuja en la que estaba metida. Esa noche en casa dormí muy tranquila y con un gran sentimiento de felicidad, pues había logrado alcanzar una pequeña meta en mi largo camino.

Al día siguiente, Javier y Gustavo, su productor, que también es un buen amigo mío, me llamaron por teléfono para invitarme a cenar con ellos esa noche. Como yo no sabía que iban a estar en Miami durante todo ese fin de semana, ya me había comprometido con mi amiga Carolina a llevar a nuestros hijos a ver una pequeña obra de teatro infantil y a cenar. Era el cumpleaños de Angie, su hija, y los niños estaban entusiasmados con la idea de que saliéramos como antes de la enfermedad. Como yo estaba empezando a sentirme animada nuevamente, quería que mis hijos también disfrutaran de mi mejoría, así que no pude aceptar la invitación de Javier y Gustavo. Sin embargo, les propuse que nos viéramos después de la cena para tomarnos un café y compartiéramos un rato agradable. Esa noche también disfruté mucho la salida con Carolina y los niños pues era como el regresar a la cotidianidad de mi vida.

Debido a que se nos había hecho tarde en la cena por el mal servicio del restaurante, iba retrasada a mi cita con Javier y Gustavo, y no tenía manera de comunicarme con ellos. Había planeado dejar a mis hijos con mi amiga Sandra, llegar a mi casa, quitarme el paliacate que me cubría la cabeza, ponerme mi peluca, darme una retocadita y salir a tomar algo con Javier y Gustavo. Sin embargo, cuando llegamos a mi edificio ellos ya estaban esperándome en el vestíbulo, así que los invité a subir conmigo mientras esperábamos a que Sandra recogiera a mis hijos. Internamente le dije adiós a mis planes de cambiar mi arreglo personal. De cualquier forma, en ese momento pensaba que no era tan importante cómo lucía, ya que lo principal era que pasaríamos un rato muy agradable los tres viejos amigos.

Ya una vez en mi casa, les ofrecí algo de beber y decidimos sentarnos tranquilamente a conversar. Sandra llegó por mis hijos, nos despedimos de ellos pero seguimos la conversación en mi casa. Teníamos mucho que platicar. Hablamos de mil cosas; cientos de recuerdos nos venían a la mente y comenzamos a ver fotografías nuestras que yo tenía de muchos años atrás. Los tres nos conocíamos desde hacía mucho tiempo y habíamos compartido tantos momentos importantes en diferentes etapas de nuestra vida, que no se nos agotaba la conversación recordando anécdotas y reviviendo odiseas. La velada estaba tan amena que decidimos cambiar los planes de salir a tomar algo fuera y preferimos quedarnos en mi casa.

Al principio, Javier se encontraba sentado en un sillón justamente enfrente de mí, ambos separados por la mesa de centro de mi sala. La luz era tenue y habíamos encendido muchas velas para crear un ambiente más íntimo. Se oía el correr del agua de mi fuente. La atmósfera era linda y amena y se podía percibir un sentimiento puro y de gran amistad entre nosotros. En varias ocasiones me percaté de las miradas de Javier, que eran profundas y se dirigían directamente a mí. Cuando nuestras miradas se cruzaban, volteábamos la vista hacia otro lugar como queriendo aparentar que no nos estábamos viendo. Llegó un momento en que me sentí como una colegiala jugando a enamorarse de aquel muchacho guapo de la secundaria.

Ya entrados más en confianza, después de haber disfrutado la conversación y de haber visto varios álbumes de fotografías, comenzamos a platicar sobre temas más íntimos. Hablamos de relaciones personales, de desengaños amorosos, de aventuras vividas… La conversación estaba muy interesante cuando Gustavo, quien se había percatado de nuestro juego de miradas, nos preguntó directamente si alguna vez había habido algo más allá de una simple amistad entre nosotros dos. A decir verdad, la pregunta me sorprendió un poco pues no me la esperaba. Por un instante ambos nos quedamos pensativos como queriendo recordar si en realidad había pasado algo en alguna ocasión; pero después de unos instantes, los dos contestamos un no melancólico y medio nostálgico.

Después de que Gustavo hizo esa pregunta, Javier se levantó del sillón donde había permanecido casi toda la noche, acercó una de las sillas de mi comedor y la colocó junto al sillón en el que yo estaba sentada. Me puse un poquito nerviosa al sentir que estaba tan cerca de mí, y abiertamente les confesé que en varias ocasiones había soñado que Javier me besaba, sobre todo, durante mi adolescencia. Pícaramente les comenté que la muchacha que en ese entonces era su novia sabía de esos sueños, ya que era mi amiga y yo se lo había contado para tratar de ponerla celosa. Les conté cómo se molestaba conmigo, pues lógicamente no le gustaban mis sueños, pero yo recordaba que se los platicaba con mala intención, como adolescente que era. Con eso me di cuenta de que desde ese entonces me había sentido atraída por él.

Gustavo no podía creer lo que estaba escuchando de mi boca, especialmente porque, como nos dijo, sabía por Javier mismo que yo le atraía también desde hacía varios años. Así que cuando me lo dijo, repentinamente me sentí como si estuviéramos en uno de esos programas de televisión siendo entrevistados por el locutor. Gustavo se había levantado de su asiento, se había colocado justo al centro de la sala y, simulando que portaba un micrófono en la mano, comenzó a interrogarnos acerca de nuestros sentimientos mutuos, analizándolos a su modo en el proceso. El juego estaba muy interesante y divertido, pero hasta ese entonces ninguno de los tres se había dado cuenta de que en ese preciso momento se comenzaba a escribir una nueva historia en nuestras vidas.

Al escuchar los relatos de Javier por medio de Gustavo, comenzó a fluir un sentimiento lindo de una manera muy natural. Javier me miraba con mucha ternura, y repentinamente de una manera muy sutil, tomó mi mano, la puso entre las suyas y comenzó a besarla delicadamente. Yo estaba muy contenta y emocionada, y una vez más comencé a sentirme como una quinceañera a quien le besaban la mano por primera vez. Gustavo estaba posesionado por completo de su papel de entrevistador y continuaba preguntándonos detalles de nuestros encuentros a través de los años, y nosotros pensábamos las respuestas y se las dábamos, pero nuestra imaginación comenzaba a volar al infinito.

El apretón de mano dio paso a las caricias del brazo, y al cabo de un rato, las caricias del brazo dieron pie al abrazo intenso. El abrazo intenso, combinado con miradas profundas y caricias, dio pie a nuestro primer beso, aprovechando un momento en que Gustavo se había ido al baño. El beso fue largo y lindo, apasionado pero cariñoso y suave. Con él me sentí transportada a un mundo nuevo y lejano, y recordé la gran cantidad de veces en que me había imaginado estar así, besándonos. Se me olvidó mi condición física y me sentí sumamente feliz de compartir ese momento con él. Me abrazó con ternura y me dijo que me había querido profundamente a través de los años, y que también él había soñado con un momento así en más de una ocasión. Justamente de eso estábamos hablando cuando Gustavo regresó. Afortunadamente le bastó una simple mirada para darse cuenta de que algo estaba pasando entre nosotros, y decidió discretamente retirarse. Como dice el dicho, "se siente más incómodo el que ve que el que hace", Gustavo pidió por teléfono un taxi para que lo llevara a su hotel.

Javier y yo nos sentíamos felices, cautivados el uno por el otro y como envueltos en un momento muy especial. Para suavizar la situación con Gustavo, decidimos servirnos algo más de tomar y los tres nos salimos un momento a mi balcón a contemplar la maravillosa vista de noche. Ahí afuera, sintiendo la brisa del mar, Javier y yo nos abrazamos y nos besamos nuevamente. Me acogía un sentimiento de felicidad plena porque en ese instante volvía a sentir y volvía a vivir.

Desde mi terraza pudimos ver que el taxi que había pedido Gustavo estaba llegando por él, así que entró a la sala a recoger su maletín, y Javier me abrazó nuevamente, con fuerza y ternura a la vez. Viéndome fijamente a los ojos, me preguntó si yo quería que él también se fuera o si prefería que se quedara a pasar la noche conmigo. Pensé la respuesta por medio segundo y, viéndolo a los ojos de la misma manera, le pedí que se quedara.

Sin entrar en muchos detalles de una situación realmente íntima, puedo escribir honestamente que esa noche ha sido una de las más maravillosas de mi vida. Ni mi calvicie, ni mis libras de más, ni las cicatrices que cubren gran parte de mi cuerpo, ni mi enfermedad fueron un obstáculo para que él me amara y me hiciera su mujer. El cariño tan inmenso que nos habíamos tenido a través del tiempo me lo demostró ahí mismo, haciéndome suya. Hicimos el amor toda la noche, y me sentí tan suya y tan parte de él, como si hubiésemos estado juntos durante toda la vida. Javier no se cansaba de repetirme lo bonita que me encontraba, e incluso me quitó el paliacate de la cabeza y comenzó a besar mi calva, diciéndome una y otra vez que para él yo era una gran mujer y una mujer muy bella. Esa noche sentí lo que significa el verdadero amor. Un amor especial entre dos almas que se han encontrado en la vida y que se reconocen a pesar del tiempo y la distancia.

Después de un par de horas de haber dormido, me desperté queriendo cerciorarme de que él estaba ahí a mi lado y de que no había sido simplemente un bonito sueño. No podía creer lo que había sucedido y tuve que pellizcarme varias veces y admirarlo durmiendo a mi lado para convencerme de que era real lo que había pasado. Me sentía tan bien porque de alguna manera había conocido ese amor real y puro que siempre supe que existía. Esa noche con él fue definitivamente la mejor medicina que me pudo haber dado la vida. Esa experiencia inolvidable había sido, sin lugar a dudas, lo más hermoso y puro que había vivido en mucho tiempo y la inyección que necesitaba para recordar que ante todo seguía siendo mujer.

A la mañana siguiente me encontraba junto a él, descansando y sintiéndome felizmente realizada, cuando se despertó. Me miró por un instante a los ojos, me sonrió y me dijo que estaba feliz de haber amanecido a mi lado. Platicamos un rato antes de que se marchara y nos dimos cuenta de que seguíamos envueltos en esa magia en la que habíamos quedado atrapados desde la noche anterior. Eran tan fuertes los sentimientos y las emociones vividas tan intensas, que no queríamos separarnos el uno del otro y no podíamos dejar de abrazarnos, de sentirnos, de besarnos. Ambos hubiésemos querido que esa noche no terminara tan pronto y que esa mañana no tuviese que comenzar.

De más está decir que vivimos un fin de semana de ensueño, pues esa noche volvió a mi lado. La experiencia había sido maravillosa para ambos, pero para mí, debido a mis circunstancias, había sido lo mejor que me pudo haber pasado en esos momentos. Había descubierto no sólo cómo el amor verdadero perdura a través del tiempo sino también que el aspecto físico no representa un obstáculo para su expresión. Además de haber sido una experiencia única, a mí me sirvió porque me volvió a la vida como mujer. Ninguna medicina hubiera podido sanar mi autoestima como lo hizo ese fin de semana, y cuando después de tres días llegó el momento de su partida, Javier se marchaba de Miami sabiendo que dejaba a una nueva mujer que finalmente sentía y vivía otra vez.

La despedida fue fácil, ya que ambos habíamos entrado a la relación sin expectativas, con mucho amor y conscientes de que lo nuestro no sería algo permanente a pesar de lo mucho que nos queremos. Existen muchas diferencias en nuestras vidas, y ambos lo sabíamos y lo aceptábamos. Aun así, por primera vez en mucho tiempo, no me importó tomar riesgos y decidí vivir un momento muy especial, consciente de que la vida sigue adelante y cambia, y las circunstancias particulares que yo vivía durante ese tiempo no se volverían a dar.

Una vez que se marchó de mi casa, me quedé muy tranquila y contenta, pues su presencia durante mi *etapa difícil* me dejó con una seguridad en mí misma que hacía tiempo que no sentía y que realmente me hacía mucha falta. A partir de ese momento, nuevamente me sentí bella, deseada, atractiva y querida, pero sobre todo me di cuenta de algo muy importante: aunque el cáncer había cambiado y perturbado prácticamente todas las facetas de mi vida, seguía siendo mujer. Íntegra. Completa. Simplemente mujer.

Sentirme mujer

Reflexiones:

- El amor puro y verdadero se manifiesta a través del tiempo y la distancia.

- A pesar de las apariencias físicas, el verdadero amor ve mucho más allá de un cuerpo con unas libras de más o de una cabeza sin pelo.

- Cuando existe un amor real, se manifiesta físicamente pero se siente a niveles espirituales y emocionales que son difíciles de describir.

- Es increíble cómo un simple acto de amor puede mejorar y elevar el autoestima.

Camino a la radiación

Habían pasado casi siete meses desde que me diagnosticaron cáncer de seno, y francamente estaba ansiosa por comenzar con el tratamiento de radiación porque éste representaba el cierre del ciclo de curación.

En cuanto me dijo mi oncóloga clínica que era el momento indicado de contactar al radiólogo, lo hice inmediatamente. Tanto ella como Tito, mi amigo el patólogo, me recomendaron al mismo médico, así que llamé a su consultorio y obtuve una cita para verlo a la siguiente semana. En esa primera llamada, la recepcionista me comunicó con la gerente de la clínica, la cual me informó con un tono muy cortante que debía llevar 300 dólares a mi primera consulta y que debía pagar esa cantidad antes de que el médico me atendiera. Su actitud me pareció un poco ruda y sin tacto alguno, pero pensé que quizá ella estaba atravesando por un mal momento y se había descargado conmigo. Honestamente no le di mucha importancia puesto que por fin tendría mi cita y podría comenzar con la recta final del tratamiento.

En esos momentos mi situación anímica estaba bien, pero mi situación económica estaba fatal. Ya debía más de 150 mil dólares en cuentas médicas, y por primera vez desde que comencé con la enfermedad empecé a preocuparme por mis finanzas. Afortunadamente, mi papá me había ayudado con algunas de las cuentas, y dos de mis tías me habían hecho unos préstamos personales. Con todo y eso, mi deuda médica era sumamente alta, sobre todo considerando que llevaba meses sin poder trabajar de tiempo completo y tenía que seguir manteniendo a mis hijos y mi casa. De golpe, como que se me abrieron los ojos y me di cuenta de que me encontraba en una situación económica realmente apretada.

Por fin llegó el día de mi cita y acudí a ella llena de ilusiones, pues sentía que ahora sí estaba cerca de la meta final en mi carrera por la vida. Al llegar al consultorio, ubicado en un edificio anexo al mismo hospital en el que me habían operado y en el que había recibido las quimioterapias, por un instante experimenté nuevamente esa sensación extraña de encontrarme en un lugar en el que nunca hubiera imaginado estar. Los grandes letreros que anunciaban la entrada a la unidad de oncología y radiación me dieron escalofríos y me invadió un sentimiento de duda, incertidumbre y tristeza. Me detuve un momento antes de entrar por la puerta principal y me repetí a mí misma que ya estaba llegando al final del tratamiento, dándome así ánimos y valor para continuar. De todas maneras, seguía sintiendo una sensación extraña y no pude evitar que se me llenaran los ojos de lágrimas una vez más. Esperé unos momentos, respiré profundamente, me repuse y finalmente entré al consultorio.

La recepcionista me indicó que pasara a ver a la gerente antes de ver al doctor. Al saludarla me di cuenta de que era una mujer un tanto amargada, pues no me contestó nada. Se llamaba Sandy. Apenas entré en su oficina, me revisó con la mirada de pies a cabeza y, sin siquiera levantarse de su silla, me pidió el pago del médico. Yo la miré un tanto sorprendida, pues su dureza me pareció excesiva. Me aclaró que en ese consultorio se acostumbraba cobrar a los pacientes por adelantado como medida de prevención en caso de que decidieran no llevar a cabo los tratamientos con ellos. En tono cortante me dijo que si yo decidía no quedarme con ese doctor y prefería buscar otro lugar para mis radiaciones, ellos no se quedarían sin sus honorarios por esa visita inicial. Nuevamente me pidió el pago.

Su frialdad me irritó y le respondí que nunca antes le había pagado a un doctor antes de la consulta, y que no pensaba hacerlo esta vez. Le aseguré que pasaría a pagarle antes de salir del consultorio, pero una vez que hubiese terminado mi consulta. Hablamos al respecto durante varios minutos —cada quien defendiendo su postura— hasta que finalmente, y a regañadientes, me dejó entrar a ver al doctor, pero no sin antes advertirme que no fuera a intentar salirme del consultorio por la puerta de atrás sin pagar. Ese comentario me hizo sentir realmente mal. Estuve a punto de salir corriendo del lugar, pero me aguanté las ganas de hacerlo pensando que estaba llegando al final de mi curación. Nuevamente, respiré profundamente para relajarme antes de entrar a ver al médico. "Qué actitud tan dura la de esa mujer" pensé, pero no podía juzgar a todo un equipo médico a partir de ese incidente.

A los pocos minutos una enfermera llegó por mí y me llevó a una sala de espera. Por mucho que trataba de ignorar el incidente, no podía hacerlo. Sandy me había hecho sentir sumamente mal con sus comentarios, sobre todo en esos momentos en que estaba yo muy susceptible. Mientras esperaba a ser atendida por el doctor, caí en cuenta de que la vez que se había portado tan grosera conmigo por teléfono no había sido porque estaba teniendo un mal momento sino porque así era ella: una persona dura y con muy poco tacto. Me sentí un poco confundida, pues era la primera vez, desde que comenzara mi lucha contra el cáncer, que me topaba con alguien del equipo médico que fuera desconsiderado y no tuviera compasión.

Después de estar en el cuarto de espera más o menos una hora, entró nuevamente la enfermera para pedirme que me quitara la ropa porque me iba a examinar. El cuarto estaba muy frío, como suele suceder en los hospitales, pero le hice caso y me puse la bata que me entregó. Después de hacerme un sinfín de preguntas y tomarme los signos vitales, me sacó un par de fotografías en el área afectada por el cáncer. Se marchó y me quedé sola nuevamente por un largo rato en espera de que el doctor me atendiera. ¡Cuántas cosas venían a mi mente! Cuántas preguntas me hacía a mí misma. Seguía sin poder creer que fuera yo la que estaba ahí sentada pasando por todo eso. Fue un momento realmente difícil de encuentro conmigo misma.

Después de un rato, finalmente me atendió el doctor, pero tampoco con él las cosas marcharon muy bien. Me saludó muy a la carrera y no me dejaba siquiera terminar con las respuestas a las preguntas que me hacía cuando ya me estaba formulando la siguiente pregunta. Me sentía incómoda y me pareció raro que, mientras me revisaba y leía mi expediente, atendiera dos llamadas telefónicas personales. Así fue como me enteré de que estaba planeando unas vacaciones familiares para la siguiente semana. Francamente me molestó que tratara de solucionar quién cuidaría su casa durante su viaje mientras me atendía. Sentí que no estaba respetando mi tiempo como paciente en algo que para mí era tan importante. Por otra parte, pensé que tal vez estaba demasiado sensible, y una llamada que antes quizá no me hubiera importado realmente, en esos momentos me molestaba mucho.

Después de hablar brevemente conmigo y de examinar mis heridas, le dije que tenía mucho interés en que fuera él quien me tratara porque tenía muy buenas referencias suyas de parte de sus colegas. También le expliqué que me había quedado sin trabajo, que no tenía seguro médico, que todo ese gasto era muy fuerte para mí, y le pedí que me permitiera establecer un plan de pagos con su oficina para poder cubrirle la cuenta a mi ritmo puesto que lo principal para mí era recibir el tratamiento. No sé si por estar con la mente puesta en sus vacaciones no me entendió bien lo que le dije, pero prácticamente me ignoró y se despidió de mí dándome una cita para la primera sesión diez días más tarde. Eso sí, antes de despedirse me recordó que debía pasar a ver a Sandy antes de marcharme de su oficina para pagar mi consulta de ese día. Su comentario me cayó muy mal, pues me demostró que para él yo era simplemente una clienta más. ¡Qué decepción!

Una vez que el doctor se marchó del cuarto, empecé a vestirme nuevamente y tuve una sensación extraña entre desencanto, enojo, rabia y frustración. Cuántos problemas me habría evitado si tan sólo tuviera seguro médico, pensé. Durante mi proceso estaba aprendiendo a ser humilde y a aceptar mi apretada situación económica. Aun así, no podía entender la dureza que puede existir en el alma de ciertas personas, que se concentran tanto en las cosas materiales que se olvidan de los verdaderos valores. En esos momentos, en ese consultorio médico, sentí que estaba en un lugar en el que yo únicamente representaba un número más y un negocio más. El personal de ese lugar no entendía que yo simplemente era una mujer que luchaba por recuperar la salud, que luchaba por salvar mi vida.

Obviamente, antes de marcharme del consultorio, pasé a ver a Sandy y le pagué por la consulta. Me subí a mi auto y empecé a manejar rumbo a mi casa, pero en el camino las lágrimas me empezaron a brotar de nuevo. ¡Qué poca compasión y delicadeza en esa oficina! ¡Qué falta de tacto y qué egoísmo tan grande el de ese grupo de personas! Por primera vez desde mi diagnóstico me había cruzado con un grupo médico egoísta y con muy poco sentimiento humano. Me costaba trabajo asimilarlo, pues yo estaba aprendiendo que el cáncer es una enfermedad que enseña el significado de la compasión y del amor.

Mi encuentro con ese grupo médico representó para mí un dilema muy grande puesto que no estaba segura de que ése era el doctor que yo quería que me tratara. Por otra parte, sabía que debía hacerlo con él, ya que el arreglo para obtener una parte de ayuda financiera por medio del hospital estipulaba que la radiación tenía que hacerse precisamente con ellos. Estaba muy confundida, necesitaba poner mis pensamientos en orden y tratar de separar mis sentimientos y ser un poco objetiva para analizar la situación.

Al día siguiente, recibí el presupuesto de lo que me costaría el tratamiento de radiación y las instrucciones de pago. Se me exigía la mitad del monto total el primer día de mi tratamiento, es decir, en mi próxima consulta: 9,800 dólares únicamente por los servicios del médico y su personal. Eso no incluía ni las máquinas de radiación, ni los técnicos, ni los rayos X, ni los estudios; eso era únicamente para el doctor y su consultorio. Me quedé helada. Sabía que tenía la necesidad de recibir el tratamiento, pero era mucho el dinero que me exigían por adelantado, y en esos momentos yo realmente no tenía esa cantidad disponible. El sentimiento de impotencia que sentí durante los siguientes días era abrumador. Necesitaba tiempo para encontrar una solución, para poder conseguir el dinero y cubrir ese gasto tan fuerte.

Después de varios días de hacer cuentas, de buscar dinero por aquí y por allá y de pedir ayuda, llamé a Sandy por teléfono para tratar de hacer un plan de pagos. De una manera déspota e incluso un tanto sarcástica, me dijo que únicamente podría hacerle dos pagos por la cantidad total, uno antes de comenzar el tratamiento y otro al término del mismo. Si no tenía dinero o tarjetas de crédito para cubrirlo, ella me sugería que buscara a otro médico que se ajustara mejor a mi presupuesto. Para terminar me dijo que si no encontraba algún doctor que se ajustara a mis recursos financieros, considerara la opción de acudir al hospital público y esperar algunos meses para que ahí me atendieran gratuitamente.

Ahí sí que no pude contenerme más y, tratando de disimular mi voz llorosa, le pregunté nuevamente si estaba segura de que dos pagos era lo único que me podía ofrecer. Le recordé que era una cantidad elevada y le pregunté qué era lo que hacía la gente que no tenía el dinero disponible para pagar una cantidad tan elevada y necesitaba recibir el tratamiento para seguir viviendo. Ella simplemente me respondió que las personas que no tenían el dinero ni un seguro médico se iban o con otros doctores o al hospital del estado. Me volvió a repetir que no había más que hacer y que me sugería que decidiera pronto si contaba con el dinero o no para seguir reservándome el turno. De no conseguir el dinero, me dijo, mi turno se lo darían a algún otro paciente ya que, según ella, la lista de espera que tenían era bastante larga.

La frustración, la pena, el dolor, el enojo, el coraje, todo lo que sentía en ese momento era tan grande que me sentí como un ser infinitamente pequeño, totalmente abrumado ante la situación. Sabía muy bien que si quería obtener cierta ayuda financiera por parte del hospital debía quedarme con ese doctor, pero estaba muy descontenta con la forma tan materialista e impersonal con la que este grupo me estaba tratando. Era una situación bastante incómoda, pues aunque honestamente yo quería cambiarme de doctor el acuerdo financiero con el hospital me impedía hacerlo. No había sido fácil conseguir financiamiento a través del centro de caridad del hospital, además era consciente de que en ningún otro hospital podría conseguir ayuda rápidamente pues era una cuestión que requería de muchos trámites legales.

Me costaba trabajo aceptar que el dinero, o la falta del mismo, jugara un papel tan importante en esa etapa de mi curación. No estaba pidiéndole al doctor que me ayudara con una cirugía estética para verme más guapa, estaba simplemente pidiendo la oportunidad de recibir la radiación que impediría que el cáncer se propagara en mi cuerpo. Me sentía tan mal y tan impotente ante esa situación. Estaba muy enojada con Sandy y me costaba trabajo entender que una mujer relativamente joven pudiera ser tan dura con una persona que estaba así de enferma y que lo único que estaba tratando de hacer era luchar por su vida. Pensé que seguramente así como yo habría muchas otras pacientes, y comprendí mejor por qué muchas veces personas más débiles de carácter que yo se dejan simplemente morir. Hay ocasiones en que la lucha contra el cáncer se convierte también en la lucha contra el sistema, contra el materialismo, contra las instituciones, y desafortunadamente no siempre se tienen fuerzas para luchar contra todo eso mientras también se lucha por la vida. En esos momentos, además, sentí mucha lástima por Sandy al ver cuanta amargura y frustración guardaba su alma.

Me encontraba en esa situación cuando mi amiga Carolina llegó a visitarme. Ella notó mi preocupación, así que le conté lo que me había pasado en el consultorio médico. Sus ojos se llenaron de lágrimas al oírlo y me ofreció llamar a su padre a Alemania para pedirle un préstamo personal para que yo pudiera cubrir ese gasto y terminar así con mi proceso de curación. Su gesto sumamente noble me hizo recordar que el mundo está lleno de gente buena que quiere ayudar a los demás, y que el hecho de que me hubiera topado con un grupo de personas egoístas y materialistas no quería decir que toda la gente fuera así. Recordé el refrán que dice que "cuando se cierra una puerta se abre una ventana", y supe que, de alguna forma encontraría la manera de conseguir el dinero necesario para continuar con mi tratamiento.

Aunque mi papá me había estado ayudando con algunos gastos, yo sabía que la cantidad que necesitaba en efectivo era una cantidad elevada incluso para él. Sin embargo, debido a las circunstancias, lo llamé para explicarle la situación y pedirle ayuda. Inmediatamente me dijo que le enviara la cotización que me habían dado y me aseguró que, de alguna manera u otra, me daría el dinero necesario para poder comenzar el tratamiento. Y efectivamente, así lo hizo. Me ayudó con el dinero necesario y quince días más tarde, después de un serio contratiempo, pude finalmente empezar a recibir las radiaciones. Por su ayuda en esos momentos, estoy sumamente agradecida con él.

Reflexiones:

❧ El dinero es un medio de ayuda para conseguir un fin.

❧ Los seres humanos enfermos no somos simplemente clientes de un establecimiento. Somos personas con sentimientos y emociones que buscamos ayuda de quien la puede brindar.

❧ La compasión es un sentimiento muy poderoso que puede marcar una gran diferencia entre las personas.

❧ Cuando se cierra una puerta, se abre una ventana; y siempre hay seres generosos y bondadosos dispuestos a ayudar.

Contratiempo

Anoche mi mami llegó a la casa después de cenar y se sentía muy mal. Estaba apretándose el estómago y se doblaba porque le dolía mucho. Ella se fue a acostar a su cama y yo fui a darle masaje en la espalda, pero después de un rato me dijo que no quería más. Yo me asusté porque a ella le gusta mucho mi masaje. Rey la llamó por teléfono y yo le dije que mi mami estaba muy mal. Al poco tiempo Rey y Phil, su amigo el doctor, vinieron a verla. Cuando llegaron a la casa, mi hermanita se fue a su cuarto y se acostó en la cama y empezó a llorar. Los dos estábamos muy asustados, pero Phil nos dijo que creía que mi mami tenía piedras en el riñón y que se la iba a llevar al hospital. Nosotros le dijimos que tenemos un vecino que tiene una silla de ruedas y se la fuimos a pedir para bajar a mi mami hasta el coche. Phil y Rey se fueron con ella y nosotros nos quedamos con Adela. Después Phil nos llamó para decirnos que mi mami se iba a tener que quedar en el hospital porque le tenían que hacer más pruebas. Estamos muy preocupados por mi mami.

Tommy

Era martes por la noche y estaba feliz porque después de varios meses por fin iba a salir a cenar con mi amigo Andrew nuevamente. A Andrew lo conocimos desde que nos mudamos a Miami, y desde el principio empezamos una linda amistad. Como a los dos nos encanta el sushi, teníamos por costumbre salir a cenar a algún restaurante japonés por lo menos dos veces al mes. Nos encantaba explorar restaurantes nuevos; y en verdad extrañé mucho esas cenas durante los meses que estuve enferma. Aunque el sushi aún no me era permitido por lo bajo de mis defensas, Andrew me

145

invitó a un restaurante elegante ubicado relativamente cerca de mi casa para celebrar que había terminado mi quimioterapia y que estaba cerca de la recta final.

Durante ese día había tenido un ligero dolor de estómago al cual no le había dado mucha importancia porque pensaba que se trataba de una consecuencia de los efectos secundarios de la quimioterapia. Mientras estábamos cenando en el restaurante, el dolor se intensificó al grado de que le tuve que pedir a Andrew que nos olvidáramos del café y que me regresara a la casa cuanto antes. Él, preocupado y tratando de ayudarme, me sugirió ir al baño para que "desalojara gases y que me sintiera mejor", pero yo sabía que la causa del dolor era otra, así que nos marchamos sin el postre. Me dejó en la entrada de mi edificio y, doblada del dolor, caminé hasta el elevador. Cuando llegué a mi piso, el dolor era tan intenso que me era casi imposible seguir caminando. Entré a la casa, saludé a mis hijos y me dirigí directamente a mi habitación para recostarme en la cama. Estaba sudando y me sentía muy mal. Comencé a respirar lento y profundo varias veces tratando de mentalizarme para alejar el dolor y relajarme un poco; pero, por mucho que lo intentaba, no me funcionaba. Era tan intenso el dolor que le pedí a Adela que llamara a mi amigo Rey, para que éste a su vez llamara a Phil, un pediatra conocido que vivía en nuestro edificio, para que subiera a verme.

Quince minutos más tarde, Rey y Phil llegaron a mi departamento. Phil comenzó a examinarme y le pidió a mis hijos que salieran de mi habitación. Decidió que era necesario contactar a mi urólogo–oncólogo porque pensaba que mi dolor era algo relacionado con mi riñón recientemente operado. Ambos doctores coincidieron en que lo mejor sería llevarme al hospital porque necesitaban saber con certeza cuál era el problema. Yo, con un dolor terrible, accedí a irme a la sala de emergencias del hospital, aunque pensé nuevamente en los gastos que me representaría estar ahí una vez más.

En mi casa había mucho movimiento y, lógicamente, mis hijos estaban muy asustados. Mientras esperábamos respuestas de los doctores, Tommy se sentó detrás de mí en la cama y comenzó a darme un masajito en la espalda, repitiéndome que me quería mucho. Tommy acostumbraba darme ese tipo de masajes cuando quería mimarme. En esos momentos, a pesar de que le estaba muy agradecida, el dolor era tan intenso que hasta el lindo masaje que me estaba dando me incomodaba. Tommy me miró a los ojos y, con temor en los suyos, me preguntó si me iba a morir. Phil lo escuchó haciéndome la pregunta y le explicó que parecía que lo que yo tenía era una piedra en el riñón que se me había formado como consecuencia de la quimioterapia, y le dijo que algo así es más doloroso que peligroso, y con eso lo tranquilizó un poco.

Mis hijos me consiguieron una silla de ruedas que le pidieron prestada a unos vecinos y me sentaron en ella para bajarme al estacionamiento sin tener que caminar; Phil y Rey me llevaron al hospital. Mis hijos se quedaron muy asustados, pero yo me fui tranquila sabiendo que con Adela en casa ellos se quedaban muy seguros.

El dolor de estómago seguía muy intenso. Durante todo el camino al hospital, Phil me tomaba la mano mientras hacía oración encomendándome a Dios y pidiéndole que me diera valor para aguantar el dolor y superar esa nueva prueba. Me gustó mucho su fe y me sentí protegida y cuidada por ellos.

En el hospital me pusieron en el cuarto de emergencia, en donde los doctores comenzaron a revisarme y a hacerme varios análisis. Poco a poco empezaron a llegar mis amigas a visitarme, pues Adela ya se había encargado de pasar la voz de mi recaída. Ya después de la media noche y no sin antes recomendarme con los doctores en turno, Phil se marchó, asegurándome que quedaba en buenas manos y que él también estaría pendiente de mí. Sandra se quedó un rato a hacerme compañía, y al poco rato me avisó que Antonio estaba afuera en espera de poder verme, pues solamente se permitía una visita a la vez. Según los médicos, todo indicaba que se trataba de una piedra en el riñón, pero aún no salían los resultados de los estudios que me habían realizado. El dolor aún era muy intenso pero no podían darme sedantes hasta que determinaran la causa del problema. Sandra había llamado a mis padres para avisarles que estaba ingresada en el hospital, y como no pudo darles mucha información sobre mi condición, los dos se quedaron un tanto intranquilos.

Era ya de madrugada cuando le pedí a Sandra que se fuera a su casa porque me preocupaba que, por su embarazo, estuviera muy cansada. Una vez que se fue ella, entró Antonio a mi cuarto y se quedó a mi lado durante las siguientes 48 horas. El dolor era terrible y había comenzado a vomitar a causa del mismo malestar. Cada diez minutos aproximadamente me daba un espasmo muy fuerte que me hacía retorcer el cuerpo y devolver el estómago. Antonio me ponía la bandeja en la boca, me sostenía por la espalda mientras vomitaba y luego me ayudaba a limpiarme la cara. Un verdadero amigo. Así pasamos varias horas hasta que finalmente el médico llegó a vernos con los resultados de los análisis; nos informó que no era una piedra en el riñón sino que era una oclusión intestinal. En ese momento no se sabía aún si me la podrían abrir por medio de un tratamiento o si habría necesidad de operarme. Al recibir la noticia, me asusté mucho y le pedí a Antonio que llamara a mis padres y les informara el diagnóstico; yo estaba muy consternada y débil y no quería hacerlo.

Por fin me administraron unos calmantes y el dolor comenzó a disminuir un poco, y me comencé a relajar. Optimistamente, pensé que quizá el problema serio había pasado, y que ya se me había destapado el intestino y me dejarían ir a casa. En eso llegó otro doctor a presentarse con nosotros y a informarnos que me trasladarían a una habitación privada para mantenerme bajo observación mientras comenzaban el tratamiento. Mi habitación, desde luego, en la unidad de oncología del hospital.

Los calmantes que me administraron, además de reducirme el dolor, me mantenían medio dormida. Eso me ayudó a descansar un poco, pues habían pasado ya más de 24 horas en las cuales no había podido dormir ni un momento. Cada vez que abría los ojos me daba cuenta de que Antonio seguía ahí acompañándome. Pobrecito, pensaba yo, también estaría cansado pero, como el fiel amigo que es, no se despegaba de mi lado a menos que alguien más llegara a acompañarme y lo relevara mientras él se tomaba un café o se iba a la cafetería a comer algo.

Ese mismo día me entubaron por la nariz con una sonda larga y ancha que fijaron en mi cara con cinta adhesiva. Eso sí que era molesto y me hacía lucir peor de lo que ya me veía. Además de estar totalmente calva y con unas ojeras muy pronunciadas, la sonda por la nariz me hacía ver de una manera poco favorecedora y más bien un tanto desagradable. Por primera vez durante mi enfermedad, no quería ni recibir visitas. El tubo que me introdujeron por la nariz llegaba hasta el estómago y constantemente me sacaba una sustancia verde amarillosa que era depositada en una jarra transparente colocada justo a mi costado, lo cual no se veía nada bien. Esa estancia en el hospital fue muy incómoda tanto para mí como para quienes me visitaron, pues a nadie le gusta ver a un ser querido pasando tantas molestias y luciendo tan mal.

El segundo día, mi papá le informó a Antonio que vendría a acompañarme y a ver cómo me podía ayudar. Antonio me contó que sonaba realmente preocupado por mí porque lo llamaba por teléfono constantemente para saber de mi estado. Dentro de todo lo malo que pasé durante esa época de lucha contra el cáncer, estoy segura de que el acercamiento que tuve con mi padre fue muy importante y de gran ayuda para mi curación, tanto espiritual como física.

Ese segundo día en el hospital se me pasó muy lentamente, pues los tubos me incomodaban de sobremanera, aunque con los sedantes me mantenían bastante dormida. Por la noche me trasladaron a un cuarto ubicado en el sótano del hospital. Ahí me iban a hacer el tratamiento para destaparme el intestino. El tratamiento, que consistía en administrarme a presión una sustancia radioactiva por el tubo de la nariz para que me pintara el intestino, fue muy fuerte y doloroso. Una vez que la sustancia entró a mi cuerpo, me colocaron bajo un aparato enorme para tomarme radiografías. Mientras todo eso sucedía, yo escuchaba a los técnicos platicar de su vida personal sin el menor recato hacia mí. Yo me sentía muy mal y estaba muy incómoda, pues además de las molestias de mi condición, el cuarto estaba muy frío y yo estaba tapada únicamente con una ligera sábana. Como no me podían dejar salir de ahí hasta que detectaran el problema con exactitud, estuve en ese cuarto por más de cinco horas.

Para después de la tercera hora, el efecto de los sedantes se había pasado y había comenzado de nuevo el dolor intenso. Yo me sentía muy mal, asustada y sola. Los técnicos volvían al cuarto a hacerme algo más, se marchaban a revelar las radiografías y no volvían conmigo por mucho tiempo, así que entre la incomodidad, el dolor, el frío y el susto, comencé a angustiarme. Honestamente puedo decir que esa noche fue de las más difíciles de mi enfermedad pues hubo momentos en que, agobiada por el dolor, el cansancio y el frío, pensaba y sentía que estaba agonizando, que me estaba muriendo. Incluso llegó un momento en que mi cuerpo quería descansar y comencé a darme por vencida. Sentía que físicamente no podía seguir luchando más.

Después de quejarme varias veces con el radiólogo y de explicarle el dolor tan fuerte que sentía, finalmente se compadeció de mí y mandó a que me aplicaran más calmantes, lo cual me hizo caer en un sueño profundo por unas horas. Recuerdo vagamente que me trasladaron otra vez a mi cuarto, y que al llegar vi a mi amiga Lilia. Ella había ido al hospital para relevar a Antonio y para pasar esa noche a mi lado en el hospital. En cuanto me vio, me abrazó con mucha ternura y se dio cuenta de que venía sintiéndome muy mal y de que estaba muy agobiada. Comenzó a pasarme energía con sus manos y me ayudó a meditar para relajarme. Me sentía feliz de estar con ella porque en cierta manera la sentía como una madre protectora a mi lado.

Al tercer día llegó mi papá al hospital. Me di cuenta de que se impresionó mucho al verme, pues mi apariencia física era realmente mala. En ese entonces, además de las sondas que me habían introducido por la nariz, me aplicaban gran cantidad de sueros por los brazos. Además, mis venas no habían estado respondiendo muy bien durante esos días y tenía varios moretones muy prominentes en ambos brazos. A mí me dio mucho gusto verlo ahí porque nuevamente me sentía cuidada y querida por él. Sabía que para él el hecho de quedarse ahí en el hospital acompañándome era una situación difícil. Sé que se sentía incómodo de estar en ese cuarto de hospital, pues aprovechaba la visita de cualquier persona como pretexto para salirse a tomar un café o buscar el periódico. Como todo hombre, no se sentía muy a gusto en el hospital, pero había viajado desde México para verme y estaba ahí conmigo y eso era lo que contaba.

Tommy e Izzy seguían muy preocupados por mí y me llamaban por teléfono varias veces al día. Se daban cuenta de que mi voz no sonaba fuerte y alegre como siempre, pues estaba adolorida y decaída. Aun así les daba gusto hablar conmigo y escuchar que estaba tratando de recuperarme para estar nuevamente en casa con ellos. Tommy fue a visitarme un día al hospital a pesar de que yo le había pedido a su padre que no lo llevara. No quería que mis hijos me vieran luciendo tan enferma, pues sabía que se impresionarían mucho con los tubos, pero él ignoró mi petición y ahí estaba ahora mi hijito, al lado de mi cama, esquivando mi mirada, pues se había impresionado mucho al verme. Para los niños es muy difícil asimilar el dolor físico de los padres.

Esa estancia en el hospital no fue fácil, pero afortunadamente el dolor fue disminuyendo poco a poco y, después de seis días y dos tratamientos, finalmente me dieron de alta. No hubo necesidad de que me operaran, pero me pusieron una dieta muy estricta. Estaba contenta de irme del hospital pues en ese momento estaba lista para empezar con las radiaciones.

Reflexiones:

⊛ En los momentos difíciles se conoce a los verdaderos amigos.

⊛ El amor es el sentimiento que motiva las obras buenas de los hombres.

⊛ Los seres humanos somos vulnerables y debemos aprender a dejarnos cuidar, querer y proteger cuando es necesario.

La radiación

Hace poco mi mami empezó su radiación. La radiación es como si te pusieran rayos que te disparan en la piel y te queman. Desde hace una semana la piel de mi mami está roja como tomate y le arde un poco, pero ella se aguanta porque es muy fuerte. Ella me dijo que la radiación es la última parte de su problema de cáncer, y dice que es la más fácil porque no le duele cuando la queman...

Tommy

Su bubi y debajo de su brazo están morados, pero no se ven a menos que nos enseñe. Lo bueno es que ya le está empezando a salir el pelo, y cuando se sale de la ducha se le para todo y se ve muy chistosa.

Izzy

Una vez que salí del hospital, después del contratiempo que representó la oclusión intestinal, me puse en contacto con la oficina del radiólogo para volver a fijar una cita y comenzar a recibir las radiaciones. Como aún no me habían llegado los cinco mil dólares que me iba a enviar mi papá y que necesitaba para empezar el tratamiento, pagué el adelanto con mis casi exhaustas tarjetas de crédito. Al llegar al consultorio, Sandy me llevó inmediatamente a su oficina para cobrarme. En realidad parecía que disfrutaba del hecho de que mi pago lo tuviera que hacer dividido en tres tarjetas de crédito distintas. Honestamente fue una situación muy desagradable el haber tratado con ella, pero gracias a la evolución espiritual que he conocido sé que hasta de la gente mala, egoísta o envidiosa se pueden aprenden lecciones.

El primer día de tratamiento me hicieron lo que llaman "el simulacro". Durante este simulacro el doctor y los técnicos miden y acomodan al paciente de la manera exacta en la que va a recibir la radiación y toman rayos X para verificar que las marcas que le ponen a uno en la piel coinciden con los puntos que se deben radiar. Para tener una exactitud precisa y continua durante el tratamiento, se hacen en la piel unos pequeños tatuajes permanentes que sirven como punto de referencia para los técnicos. Los tatuajes deben ser permanentes para evitar que con el agua o el sudor se desvanezcan, lo cual únicamente perjudicaría al paciente.

Me habían dicho que ese día mi médico iba a estar presente para determinar tanto los puntos de radiación como para verificar las medidas, así que esperé recostada en la camilla por más de media hora pero mi doctor no aparecía. El cuarto estaba muy frío y le pedí al técnico una cobija porque la espera comenzaba a hacerse larga y fría. Después de un rato volvió para informarme que mi doctor estaba ocupado con otro paciente y que no me vería ese día, pero me aseguró que él personalmente le entregaría mi expediente con sus recomendaciones para que diera su aprobación. Me sentí un poco descontenta por la ausencia de mi doctor y pensé para mis adentros que en ese consultorio la atención al paciente dejaba mucho que desear. Una vez más sentí que a ese radiólogo no le interesaba en lo más mínimo mi salud, pues yo era simplemente una clienta más, ya que de lo único que estaba muy pendiente era de recibir mi cheque. Me dio mucha tristeza. Creo que mi descontento se notó en mi rostro porque el técnico, quien parecía una buena persona, se sintió muy apenado y trató de darme mil pretextos por los cuales el doctor no podía acudir a verme como habíamos acordado. Aunque él tenía buenas intenciones, yo no me sentía a gusto con ese médico.

El simulacro se llevó a cabo sin mayor contratiempo a partir del momento en que supimos que no había que esperar más al doctor. El técnico me midió muy meticulosamente el área del seno de donde me habían sacado el tumor, me pintó con unos plumones de colores y me colocó una cinta adhesiva que tenía algunos alambres. Mientras él tomaba las medidas, yo debía mantenerme muy quieta, y cuando él salía del cuarto, debía aguantar la respiración para que pudiera tomarme las radiografías. El simulacro duró aproximadamente dos horas, y antes de irme del lugar me

La radiación

dieron una nueva cita para otro simulacro, una semana más tarde. Era un poco extraño verme el seno marcado con rayas gruesas de colores verde y azul. Además, me dejaron pegados los alambres en la piel y me indicaron que debía tener mucho cuidado al bañarme, pues tanto las marcas como los alambres debían permanecer en mi piel hasta la siguiente cita. Me sentía medio rara con todo eso en el seno, y sé que se veía muy poco atractivo, pero de todas maneras en esos momentos no se lo estaba enseñando a nadie más que a mí misma.

Al salir de la consulta fui a comprar unos sujetadores de algodón, pues me habían indicado las enfermeras que esos eran los que debía utilizar durante la época de radiación, ya que el algodón es mejor para la piel en esos momentos. Compré tres, que me servirían durante los 45 días de tratamiento.

Como estaba pautado, a la semana siguiente regresé a la segunda parte del simulacro. Ese día, además de medirme y tomarme radiografías, me volvieron a hacer unos pequeños tatuajes en los puntos clave del seno. Me explicaron una vez más la importancia de los tatuajes permanentes para mi seguridad. En realidad los tatuajes son tan chiquititos que parecen pequeños lunares localizados estratégicamente en mi seno y en mi costado derecho. Después de esa cita, regresé una vez más para que verificaran que todo estaba en orden, y finalmente comenzamos con el tratamiento.

Los primeros días de radiación fueron fáciles. Era más el trabajo de salir de mi casa temprano por la mañana y manejar las 25 millas que hay entre la casa y el hospital, que lo que me tardaba recibiendo mi dosis de radiación. En realidad no se siente nada mientras uno recibe los rayos. Se sabe que se está siendo radiado más bien por los efectos secundarios del tratamiento. Con el paso de los días, la piel va cambiando de color y se va poniendo más sensible, pero mientras se está bajo la máquina radioactiva en realidad no se siente nada. Cuando se entra a la sala de radiación, acuestan al paciente en la camilla y lo amarran para que permanezca inmóvil durante unos minutos. Entonces, el técnico, después de asegurarse de que el paciente esté alineado correctamente, sale de la habitación. Al poco tiempo se escucha cómo la máquina se enciende y se apaga hasta que por el altavoz se oye al técnico que anuncia que la sesión ha terminado. Después desatan al paciente y lo ayudan a bajar de la camilla. En total, el tiempo de tratamiento en sí es cuestión de minutos.

Las dosis de radiación varían dependiendo del tipo de cáncer que se padezca. Para mí, el médico me ordenó 33 dosis en el seno y siete en el costado, en donde habían extirpado los ganglios linfáticos. Las dosis me las daban de lunes a viernes a la misma hora, por la mañana. Un tratamiento de 40 dosis es muy fuerte y después de las primeras 10 sesiones empecé a sentir algunos de los efectos secundarios de una manera más pronunciada.

Mi rutina durante esos casi dos meses era prácticamente la misma. Salía de mi casa temprano por la mañana, llegaba al hospital, le entregaba el coche al encargado de estacionarlo, me registraba, pasaba al vestidor a quitarme la ropa de la cintura para arriba y me ponía la bata del hospital. De ahí me tocaba sentarme a esperar mi turno en una sala en donde había varias mujeres esperando lo mismo. La mayoría de los días, Sandra me acompañaba, y aprovechábamos el viaje hacia el hospital para platicar y contar los días que nos faltaban para salir de nuestras respectivas situaciones: yo, del cáncer y ella, del embarazo.

Como las citas eran de lunes a viernes a la misma hora y era más o menos igual para cada paciente, todos los días me encontraba en la sala de espera con las mismas mujeres. Los primeros días nada más nos dábamos un saludo cordial y apenas cruzábamos palabras, pero con el paso del tiempo comenzamos a hablar de nuestra vida, de nuestros síntomas y de nuestras experiencias. Después de todo, éramos compañeras del mismo dolor y estábamos de alguna manera empeñadas en la misma lucha por recuperar la salud. De este grupo de pacientes aprendí mucho y me di cuenta de lo importante que es tener una actitud positiva ante ésta o cualquier otra adversidad. Conocí gente con un diagnóstico mucho más leve que el mío y gente en condiciones mucho más graves, y me di cuenta de que la manera en que cada persona lidia con la enfermedad es muy importante para el resultado de su curación.

Durante ese tiempo realmente me di cuenta de que el cáncer es una enfermedad que ataca indiscriminadamente, que no distingue ni el sexo, ni la edad, ni la posición social, ni nada de nada. Es una terrible enfermedad traicionera que brota en lo más profundo del cuerpo de quienes estamos

La radiación

susceptibles a ella, y en secreto y sin avisos comienza a crecer hasta que un día la descubrimos y nos cambia la vida para siempre. De las personas con las que pude platicar durante esos días de tratamiento, ninguna sospechaba de su existencia y a todas nos había tomado por sorpresa. Realmente fue una experiencia fascinante hablar con todas y cada una de las mujeres que esperaban su turno en la misma sala.

Durante esas conversaciones me di cuenta, entre otras cosas, de que la incredulidad e inseguridad que surgen con este mal son sentimientos comunes entre quienes somos diagnosticados con ella. Entendí que el proceso de aceptación del problema sigue ciertos pasos similares en toda la gente: primero es la incredulidad, el susto, la consternación; después surge la angustia y el enojo, hasta que finalmente comienza el proceso de aceptación y la lucha para salir adelante. Y precisamente era en esa última etapa en la que estábamos todas las que nos encontrábamos ahí reunidas esperando ser radiadas. Aunque había casos más severos que otros, todas teníamos un mismo objetivo: recibir la radiación para tratar de evitar que el cáncer se volviera a presentar.

Después de algunos días de tratamiento me tocó despedir a la primera señora de las que conocí allí, que terminaba de recibir sus dosis. Fue un momento alegre en el que todas compartíamos su júbilo mientras la enfermera en turno le entregaba un "diploma de graduación". Ésa fue la primera de muchas otras celebraciones que tuvimos a lo largo de las siete semanas que estuve recibiendo el tratamiento, ya que cada vez que una de nosotras "se graduaba", todas las demás festejábamos con ella.

Faltando tres semanas para que yo terminara mi tratamiento, Sandra dio a luz a una preciosa niña a la que llamó Aleksa. Así como ella estuvo conmigo durante todos esos meses, ese día yo tuve el privilegio de estar con ella en la sala de parto para recibir a la criaturita. Para mí fue sumamente conmovedor darle la bienvenida al mundo, y ese gran privilegio me hizo darme cuenta de la inmensidad y la magnitud de la vida. Mientras yo luchaba con todas mis fuerzas para combatir ese terrible mal y seguir viviendo, venía al mundo esa preciosa criaturita indefensa y pequeñita que tenía toda una vida por delante. Era una aleccionadora dicotomía. Desde luego que el nacimiento de Aleksa también fue motivo de celebración en mi grupo de radiadas. Por el hecho de acompañarme casi a diario, Sandra también se había hecho amiga de todas ellas y todas aguardaban con ansia el momento en que ella diera a luz. Al igual que para mí, creo que de alguna manera para muchas de ellas el nacimiento de una nueva vida representaba una nueva esperanza.

En el consultorio la rutina de todos esos días era prácticamente la misma. Después de nuestra conversación mañanera en la sala de espera, la enfermera me llevaba al cuarto en donde se me radiaba. Me aterraban los lunes y los jueves porque antes de poder recibir mi dosis me tenían que pesar, y también durante la radiación aumenté unas cuantas libras, y eso no me gustaba nada. Una vez dentro del cuarto de tratamiento, me acostaba en la camilla bajo la máquina que emite los rayos, me quitaba la bata para que los técnicos colocaran el aparato en el lugar indicado y permanecía ahí recostada durante unos diez o quince minutos. Mi posición era un tanto incómoda porque el brazo izquierdo tenía que quedar amarrado por encima de mi cabeza y no podía hacer ni el menor movimiento. Una vez que ya estaba en la posición indicada, la enfermera y el técnico salían del cuarto para empezar a radiarme. Ahí me quedaba yo, sola, con ese aparato imponente que me asustaba.

Siempre aprovechaba esos momentos para invocar a mis ángeles protectores de la salud, y antes de recibir el tratamiento cerraba los ojos y le pedía tanto a mi Santa Madre, como al Ser Supremo, como a mis ángeles guardianes que me envolvieran en su luz y que me brindaran a través de esos rayos la sanación que necesitaba mi cuerpo. Invocaba a todos ellos para que me envolvieran en sus rayos de salud y curación para acabar con el error que se había producido en mi cuerpo y que pudiera sanarlo por completo. Es curioso, pero durante esos momentos encontraba una paz muy especial a mi alrededor. Era una paz que me llenaba de tranquilidad y de calma. Aunque el cuarto era frío y la máquina intimidaba, me sentía serena y en paz conmigo misma porque me sentía protegida espiritualmente. Cerraba los ojos y me dejaba llevar a un lugar lleno de paz y de amor y me desconectaba de lo que estaba pasando a mi alrededor en ese momento. Me preparaba para recibir los rayos de esa máquina como si fueran los rayos del Creador que de alguna manera llegaban a mí para sanarme. Así fue como, llena de pensamientos positivos, decidí recibir mi radiación todos los días.

La radiación

Mi trato con el personal que me administraba la radiación diaria fue muy bueno. Tanto los técnicos como las enfermeras eran gente buena que sabía cómo hacer esa *etapa difícil* un poco más placentera. Todos ellos me hacían sentir importante al saludarme por mi nombre propio y preguntarme cómo me sentía todos los días. Las máquinas de radiación del hospital estaban conectadas a las oficinas del médico por un pasillo que conducía a su consultorio. Era asombroso el hecho de que un simple pasillo fuera el que mediara entre la gente amable y cortés del hospital y la gente avara e insensible del equipo de mi radiólogo. En contraste con la actitud del personal que trabajaba con mi médico y con la del doctor mismo, en el hospital volví a encontrar el trato amable, el cariño, la compasión y los sentimientos nobles que han caracterizado a quienes se me han presentado en el camino a lo largo de mi enfermedad. A ellos, así como a tanta gente buena y compasiva, les estoy sumamente agradecida por haberme ayudado a caminar durante mi lucha contra el cáncer.

Aunque afortunadamente durante todas mis operaciones, mis consultas médicas y mis quimioterapias siempre estuve acompañada, aproveché el nacimiento de Aleksa para tratar de acudir sola a las radiaciones. Después del alumbramiento, Sandra necesitaba recuperarse y adaptarse a su faceta de madre nuevamente. Yo estaba tranquila porque de alguna manera quería sentir que poco a poco comenzaba a recuperar mi sentido de independencia. Aprovechaba el trayecto diario al hospital para escuchar unas cintas motivacionales que me había prestado un amigo, y quería utilizar ese tiempo para poner en orden mis ideas, para soñar y para planear mi futuro. Disfrutaba escuchando música en la radio del auto, y con simples pequeñeces comenzaba a sentirme libre.

Al final de cuentas, mis viajes sola al hospital fueron pocos, ya que a los pocos días comencé a sentirme mal físicamente, como resultado de la radiación. Comencé a tener muchas náuseas y estaba sumamente cansada. La piel, quemada por la radiación, se me había agrietado y estaba un tanto molesta y adolorida. Así que nuevamente recurrí a la bondad y generosidad de mis amigos, que se tomaban la molestia de regalarme su tiempo para hacer el trayecto diario conmigo. En ese sentido, también soy muy afortunada porque mis amigos, a los que ahora considero mi familia espiritual, no me querían dejar pasar por esa etapa sola, y nunca me faltaron voluntarios para el viaje diario al hospital.

A partir de la segunda semana de radiación mi conteo de sangre empezó a bajar rápidamente, por lo que el doctor ordenó que se me sacara sangre cada tercer día. Después de las operaciones y la quimioterapia, el que me sacaran sangre debería de ser prácticamente como cualquier pasatiempo, pero no fue así. Ya estaba tan cansada y tan molesta por toda esa situación, que a esas alturas la simple extracción de sangre me incomodaba. Era también mentalmente agotador oír a la enfermera decirme cada vez que mi conteo iba para abajo, y que si seguía así, me tendrían que suspender el tratamiento temporalmente hasta que me mejorara. Casi siempre me vi obligada a llamar por teléfono al hospital antes de salir de mi casa para ver si ese día me lo podrían suministrar o no, ya que dependía de los resultados de mi conteo de sangre del día anterior.

Aunque mis plaquetas bajaron a 30 mil unidades (el promedio es de 140 a 170 mil), el doctor nunca suspendió el tratamiento. Poco a poco comencé a notar la falta de plaquetas en mi cuerpo, ya que comenzaron a salirme moretones con mucha facilidad, y además no tenía ganas de hacer nada durante el día, pues me encontraba sumamente débil. La náusea, el cambio en el gusto y el cansancio eran constantes, y así se lo comenté al doctor en una de las contadas ocasiones en las que me atendió personalmente. Aun en esos momentos me daba la impresión de que él no me tomaba muy en cuenta, pues parecía no darle mucha importancia a mi situación. La primera vez que me entrevisté con él me dijo que estaría presente durante el simulacro y que una vez a la semana me revisaría para ver que todo marchase como debía ser. Como mencioné anteriormente, en el simulacro no estuvo, y de las siete semanas en que me tocaba verlo, en tres de ellas mandó al médico suplente a reunirse conmigo.

El día de mi última sesión debí haberme visto con él, y en realidad tenía muchas ganas de hacerlo pues, precisamente por ser mi último día, tenía varias preguntas que hacerle. Pero ese día nuevamente el doctor estaba de viaje y fue la enfermera la que me dio las instrucciones de lo que debía hacer durante los próximos días en mi casa para cuidar mi piel. Ella misma me entregó mi "diploma" haciendo constar que había terminado con mi tratamiento. A decir verdad, me dolió que el doctor no estuviera

La radiación

conmigo ese día, especialmente porque la enfermera me había dicho que me daría una cita adicional para que el doctor me revisara. En su lugar llegó Sandy a visitarme y a decirme que debía regresar a ver al médico dos semanas más tarde para que me diera de alta definitivamente, pero me aclaró que esa consulta no estaba incluida en el precio que ya me habían dado, sino que tendría un costo adicional de 250 dólares. Me parecía una situación ridícula, y me molestó mucho. "¿Me está cobrando 250 dólares adicionales por darme de alta, cuando él no vino hoy, que le correspondía?", le pregunté. De más está decir que a esa cita no regresé.

Recuerdo que en una de las pocas ocasiones en que el doctor me atendió, le comenté de la aparente falta de sensibilidad de su personal, y específicamente me quejé de Sandy. En ese momento él se me quedó mirando por un momento y me dijo que, si ésa era mi percepción, se lo mandara por escrito en una carta. Me aclaró que no debía tomarme la situación de una manera personal, pues yo debía entender que eso era un negocio para ellos y simplemente lo trataban como tal. Yo no podía creer la frialdad con la que me hablaba ni la dureza de sus comentarios. Me sentí muy decepcionada.

Durante la época de la radiación traté de reanudar algunas de mis actividades cotidianas y me sentí muy contenta cuando pude empezar a recoger a mis hijos de su escuela nuevamente. Aprovechaba las tardes después de regresar a la casa para tomarme una siesta y descansar. Aunque tenía ganas de hacer más cosas, era más lo que pensaba que podía hacer que lo que físicamente podía hacer. En una ocasión le pedí a Tom que se llevara a los niños el fin de semana completo, pues me sentía muy agotada y no quería que se aburrieran conmigo en casa. Se los llevó, y por primera vez en muchos años no me levanté de la cama durante dos días. Todo lo que hice fue descansar, dormir, descansar y dormir. Mi cansancio era extremo.

Como mencioné brevemente, ya entrada en la cuarta semana del tratamiento de radiación, la piel se me empezó a quemar y me ardía mucho. Al principio, el área radiada se me puso muy roja, como si hubiera tomado el sol durante varios días sin protección solar alguna. Con el desarrollo del tratamiento, el rojo se volvió morado, me salieron ampollas y se me infectó un poco la piel. Cuando me encontraba así, dejé de usar ajustador y únicamente me ponía camisetas de algodón que me quedaran grandes para que no me rozaran la piel. De cualquier forma, el hecho de tener así la piel no impedía que continuara con el tratamiento. Simplemente me dieron antibióticos para evitar una infección mayor. La piel quemada es muy dolorosa, pero no podía quejarme tanto, pues pensaba en las personas que se queman grandes áreas del cuerpo y el verdadero sufrimiento que tendrán. Afortunadamente en mi caso la quemadura también fue temporal ya que una vez terminado el tratamiento mi piel comenzó a sanar de una manera muy rápida. Es increíble lo sabia que es la naturaleza.

Siete semanas no parecen mucho tiempo, pero cuando uno está bajo un tratamiento médico se vuelve un período largo. De todas mis experiencias durante la enfermedad, la época de la radiación fue definitivamente la más rara. Si bien estaba muy contenta de haber llegado a la parte final de mi curación, la actitud tan interesada del médico y su personal me enfrentó a una realidad dura e insensible. Aunque durante todo mi proceso me encontré con doctores y personal médico extraordinarios, compasivos y buenos, durante ese período me topé con un doctor que había olvidado el principio básico de su profesión: utilizar sus habilidades para ayudar al prójimo. Este doctor me recordó que vivimos en una sociedad en la que el dinero puede hacer que la gente olvide los valores fundamentales de la vida.

Reflexiones:

- El personal médico que tiene contacto directo con los pacientes debe ser bueno y compasivo, pues en los momentos de enfermedad se está muy sensible.

- Es difícil creer que entre las personas que manejan la parte administrativa de los consultorios médicos haya quienes puedan olvidar que todos somos seres humanos y que el dinero es simplemente un bien material que a veces se tiene y otras no.

- El dinero no representa lo que somos como seres humanos sino simplemente lo que poseemos en cierto momento de nuestras vidas.

- A pesar de todo, un médico insensible y una secretaria amargada no son más que un punto oscuro dentro de un camino lleno de luz, en donde el amor y la compasión pintan el panorama.

Regalos del alma

Una de las cosas que más me sorprendió durante mi proceso de curación fue la espiritualidad de la gente. Para mí fue increíble darme cuenta de lo importante que es tener fe, creer en algo o en alguien y saber que las cosas, por difíciles que sean, ocurren por alguna razón en particular. Fue inmensamente gratificante y bello sentir que, durante mi *etapa difícil,* la gente me animaba, me daba valor para seguir adelante, me apoyaba y me alentaba de diversas maneras. Incluso, compartiendo conmigo experiencias que para ellos habían sido milagrosas o extraordinariamente positivas. Además de compartir anécdotas, una gran cantidad de personas compartió conmigo su fe y sus creencias a modo de que me sirvieran de ejemplo y de ayuda en ese difícil camino. Aunque la mayoría de las experiencias que me contaban tuvieron finales felices, no ocurría así en todos los casos. De todas maneras, compartir las experiencias era una manera de brindar apoyo.

Uno de los días de mi trayecto, Sandra me animó con mucho entusiasmo a que conociera a una amiga suya del Perú que estaría de visita en Miami. Me hablaba mucho de ella y quería que conociera sus experiencias con el cáncer. Su madre había sido diagnosticada con cáncer de seno, y Sandra pensaba que su punto de vista quizá pudiera ayudarme a ver de qué manera esta enfermedad podría afectar a mis hijos en un futuro. Accedí a comer con ellas y la plática se llevó a cabo de una manera muy amena. Me contó acerca de los diez años que había vivido de pequeña sufriendo las consecuencias de la enfermedad de su madre, cómo le había afectado verla enferma, y cómo aquello la había ayudado a enfrentar la vida ahora que era una mujer adulta. Lo que Sandra no me había dicho era que la madre había perdido su lucha contra el cáncer y había fallecido unos meses antes, así que cuando me enteré a media conversación fue un poco duro para mí, pues me llevó a pensar en lo que podría pasarme a mí.

La primera vez que le comuniqué a mi amigo Rey que tenía cáncer, inmediatamente sacó de su cartera una estampita del rostro de Jesucristo. Me explicó que estaba maltratada y vieja porque la cargaba con él desde hacía años. Me dijo que era muy especial para él porque cada vez que se sentía apurado o afligido recurría a ella para orar. En un gesto muy noble de su parte, me la dio para que a partir de ese momento esa imagen me protegiera y me cuidara a mí.

Cuando viajé con mi padre a Texas para buscar la segunda opinión, él me regaló un crucifijo que había hecho bendecir por el papa Juan Pablo II. La cruz era realmente bonita; pero mejor fue el detalle de que mi padre, quien no es una persona particularmente religiosa hasta donde yo sé, me la hubiera dado; y fue bueno darme cuenta de que en los momentos de angustia siempre se tiene un Dios en quien depositar la fe.

Un domingo al medio día me fui a visitar a una amiga con la que había tenido algunas diferencias. Se había enterado de mi problema y se lo había comentado a su mamá, que es una mujer realmente devota. La señora había ido a una iglesia en Nueva York en donde existe un agua bendita que, según se dice, ayuda mucho a los enfermos que la reciben; así que llenó una botellita para mí y me la mandó a Miami.

Durante mi recuperación mi amiga Aída se fue de vacaciones a Portugal. A su regreso me entregó una botellita de agua bendita de Fátima y una pequeña estatua de la virgen. Me dio mucho gusto saber que, pensando en mi recuperación y bienestar, había dedicado uno de sus días de vacaciones para viajar hasta el lugar de las apariciones de la Virgen de Fátima y pedirle por mi salud y además traerme los obsequios.

Otro día, en una clase de ángeles de las que impartía mi amiga Lilia, conocí a una muchacha mexicana recién casada. Al enterarse de mi enfermedad, me regaló un aceite bendito de San Charmain, y me explicó que era un santo libanés que a ella y a su familia les había ayudado mucho en momentos difíciles.

Mi vecino Alejandro me habló de un líder espiritual hindú llamado Sai Baba, de quien él es un gran devoto. Me regaló unos polvos que, según dijo, habían sido materializados por el gurú, quien se los había entregado en uno de sus viajes a la India, y que él únicamente compartía con quien verdaderamente tuviera necesidad de sanación. Tenía en su departamento

Regalos del alma

una túnica que Sai Baba le había regalado, y en una ocasión me invitó a sentarme frente a ella a meditar y a pedirle ayuda.

Una vecina ecuatoriana me fue a visitar una mañana para regalarme una estampita de la Virgen de la Inmaculada Concepción, a quien ella y su familia se encomiendan. Ese mismo día me invitó a su casa para mostrarme el lindo altar que le tienen y frente al cual le rezan todos los días.

Uno de los primeros regalos que recibí fue de parte de la madre de Antonio, quien me mandó una figurita de la Virgen del Rocío para que me brindara su protección. Su hermana me mandó una medallita de oro de la misma virgen, la cual permaneció en mi cuello en momentos difíciles.

Desde México, mis tías, las hermanas de mi madre, me mandaron varios rosarios de la Virgen de Guadalupe, patrona del pueblo mexicano.

En fin, podría seguir enumerando la gran cantidad de artículos religiosos y espirituales que recibí a lo largo de mi tratamiento, pero me faltarían páginas. Lo importante de esta historia no son los obsequios en sí sino lo que representaba el darlos y el recibirlos con amor y buenas intenciones.

Cada una de las personas que se tomaron la molestia de regalarme esos objetos me estaba demostrando que había pensado en mí y que se estaba preocupando por mi situación. Por eso, los obsequios representaban el cariño, el amor, la preocupación y los pensamientos positivos que la gente tenía hacia mí. Definitivamente todo eso me daba más seguridad de que valía la pena mi lucha para salir adelante.

Bien dicen que la fe mueve montañas, y luego de haber pasado por esa etapa he entendido mejor el significado de ese adagio. He comprobado a través de ese proceso que la fe que puede tener uno mismo y la fe que tienen los demás hacen posible que la curación se manifieste, siempre y cuando la misma esté alineada con el propósito único de cada persona.

Durante mi convalecencia acudí a una obra a beneficio de la Sociedad Americana contra el Cáncer en donde compré una hermosa cruz plateada labrada con diversos motivos místicos. La coloqué desde el primer día sobre mi mesa de tocador a modo de recordatorio de fe y esperanza de mi lucha. En ella he colgado todos los regalos religiosos o espirituales que recibí durante mi trayecto, y el lugar en donde se encuentra se ha convertido en mi pequeño altar de agradecimiento al Ser Supremo por todas las bendiciones que continuamente recibo. Durante mi enfermedad pude darme cuenta de lo increíble que es el poder de la oración, de la fe y de los pensamientos positivos. Su valor va más allá de cualquier descripción con palabras.

Cuando me confirmaron que tenía cáncer me sorprendió muchísimo la cantidad de gente que comenzó a llamarme por teléfono y a mandarme correos electrónicos para apoyarme y decirme que oraban por mí. No hablo únicamente de mi familia o de mis amigos más allegados. Hablo de tíos y primos con los que nunca tuve una relación muy cercana, de amistades que realmente nunca fueron íntimas ni frecuentes, de conocidos con quienes apenas había cruzado una palabra, e incluso de gente que ni siquiera he tenido el gusto de conocer personalmente. Todos ellos me mandaban buena energía, buenos deseos y buenos sentimientos, y me decían que estaban orando y pidiendo por mi recuperación. Me sorprendió enterarme de que existen las llamadas "cadenas de oración" por medio de las cuales gente de diversas partes del mundo, de diversas religiones, culturas y creencias, reza y pide por la sanación de algún ser en particular. Es realmente admirable saber que hay gente que dedica gran parte de su día a rezar y a pedir por el bien ajeno, y es increíble darse cuenta del poder que puede generar la energía de tantas almas unidas por una misma causa.

Una de las cosas más importantes durante el proceso de recuperación es el poder mantener una actitud positiva para no dejarse vencer por la enfermedad. Es fácil decirlo, pero yo sé lo difícil que es, y no siempre se puede tener. Hubo días durante mi trayecto en los que yo misma pensé en darme por vencida y no continuar más porque físicamente mi cuerpo no me lo permitía y emocionalmente estaba cansada de luchar. Afortunadamente, siempre encontré esa voz interna que me empujaba desde lo más profundo de mi ser y me daba valor para seguir enfrentando la situación. Y creo que el apoyo de tantas personas, conocidas mías o no, me inyectaba aquello que es necesario para continuar la lucha por la vida.

No se sabe exactamente qué origina el cáncer. Se sabe que las células comienzan a multiplicarse de una manera desordenada y crean ese padecimiento llamado *cáncer*. Hay muchas clases de cáncer y muchos factores que influyen en su desarrollo. En el caso del cáncer de seno específicamente, hay varias causas que predisponen a la mujer a tenerlo: herencia materna, tener al primer hijo después de los 35 años de edad y el alto consumo de alcohol. El cáncer de seno se manifiesta en su mayoría en mujeres mayores de 65 años de edad, y por lo general mientras más joven es la mujer que lo padece mayor es la agresividad con la que ataca. En mi caso, ni mi madre, ni mis abuelas, ni mi hermana lo han padecido; mis dos hijos nacieron antes de que yo cumpliera 31 años de edad; no bebo alcohol más que ocasionalmente y cuando me descubrí el tumor tenía 38 años. Mil veces me he cuestionado por qué me salió a mí si no pertenezco al grupo de población propenso a contraerlo.

Sin embargo, ahora que he tenido la oportunidad de reevaluar mi vida y de analizar mi situación, he determinado que las causas de mi cáncer son muy particulares. He llegado a la conclusión de que mi cáncer fue la manifestación física de una serie de sentimientos negativos que inconscientemente se habían acumulado en mi ser a través de los años. Rencores que no había liberado, decepciones emocionales que no había olvidado, inseguridades y sentimientos de rechazo que de alguna manera estaban dentro de mí, y que aunque yo los había tratado de borrar, estaban aún latentes, sin salir a la superficie pero arraigados en mi alma. Cuando a todos esos sentimientos ocultos le añadí la gran cantidad de estrés a la que estuve sometida durante muchos años, mi cuerpo tuvo que reaccionar de alguna manera, y se manifestó el cáncer. Pienso que al no haber sido capaz de canalizar todas esas energías negativas de una manera positiva, en mi cuerpo se creó ese error llamado cáncer. Ésta es una opinión muy personal, una conclusión a la cual he llegado después de haber vivido esta experiencia. Reitero, es mi opinión, y no pretendo que estén de acuerdo conmigo.

Desde el punto de vista científico aún no hay manera de comprobar la relación exacta entre los sentimientos y las enfermedades, pero desde el punto de vista espiritual, sí existe una correlación muy importante entre el cuerpo, la mente y el espíritu.

A lo largo de mi vida he sido una persona que tiende a encontrar lo positivo dentro de lo negativo. Ahora me tranquiliza pensar que mi enfermedad se manifestó por eso, porque lo que he padecido me brinda la posibilidad de aprender a liberar verdaderamente, de ahora en adelante, los sentimientos negativos y disfrutar de una manera plena y total los sentimientos positivos.

Así como me di cuenta de que muchas personas tienen diferentes creencias y que todas son válidas para ellas, ésta es mi creencia y así vivo con ella.

Reflexiones:

🌸 La fe es un sentimiento de confianza que motiva a las personas a ser mejores.

🌸 Es importante aprender a liberar los sentimientos negativos para vivir una vida mejor.

🌸 El amor desinteresado une a gente de diversas partes del mundo, razas y creencias religiosas.

🌸 La oración crea una energía capaz de manifestar milagros.

Conclusión

Mi vida no ha sido fácil ni mi búsqueda ha sido sencilla. Pero esta enfermedad me ha brindado la oportunidad de recapacitar y retomar mi camino de una manera mucho más positiva y mejor. Con esta enfermedad se me han abierto los ojos del alma y he aprendido a cambiar mis prioridades. Pero no sólo han cambiado mis prioridades. También ha cambiado la manera en que veo, aprecio y disfruto la vida. He estado cerca de la muerte, y cuando a la muerte se le ve de cerca, cambia la perspectiva de la vida.

Durante mi proceso de curación y aprendizaje me he vuelto un ser más espiritual. Ahora estoy realmente convencida de que en esencia los seres humanos somos espíritu y de que nuestro cuerpo es únicamente un instrumento que se nos ha prestado para vivir mientras estamos en este plano humano. Nuestro cuerpo es algo así como nuestra vestimenta. Ahora sé que en el momento de partir el cuerpo se queda en la Tierra y se desintegra, pero nuestra alma se eleva y continúa su jornada hacia la luz y hacia otros planos existenciales, y esa convicción me hace más valiente ante las adversidades. Soy consciente de que todos nos vamos a ir de este plano terrestre tarde o temprano. Algunos moriremos de enfermedades; otros, de accidentes; otros, de muerte natural. No importa cómo morimos, lo verdaderamente importante es cómo vivimos nuestra vida antes del momento de partir. Y mi recomendación es hacerlo en paz, amor y armonía para que cuando nos vayamos dejemos un legado digno de ser recordado.

Sé que mientras más obstáculos pueda vencer y más pruebas logre superar, voy a ser un espíritu más avanzado y voy a estar más adelantada dentro del plan general del universo. No creo en las casualidades pero sí creo en las causalidades. Sé que todo en la vida tiene una razón o una causa, y sé que si a mí me ha tocado vivir *una etapa difícil* es por una razón muy poderosa. Gracias a la enfermedad, ahora soy una mejor persona.

Las lecciones aprendidas durante mi proceso de sanación han engrandecido mi espíritu y el de algunos de mis seres queridos que compartieron conmigo esa experiencia tan difícil. Creo que todos hemos redescubierto facetas de nosotros mismos que tal vez estaban dormidas.

Algo de todo lo maravilloso que me enseñó la enfermedad es que a través de mi padecimiento conocí el significado del verdadero amor y de la compasión. Aprendí en primera instancia lo que es el amor desinteresado, el amor puro, el amor espiritual, el amor sincero y el amor de amigos. Además del amor tan grande del que estuve rodeada durante todo mi proceso, entendí lo que significa la compasión entre los seres humanos. Antes de esta enfermedad había oído hablar de ella pero nunca la había sentido y nunca habría imaginado que alguien la sintiera hacia mí, ni lo engrandecedor que es vivirla. Ahora que he tenido la oportunidad de conocerla "en persona", puedo decir que es simplemente otra manifestación del amor. Es una cualidad bella y pura que sale del alma y que realmente me ha gustado sentir.

Una de las lecciones más grandes que aprendí durante mi lucha contra el cáncer fue la de haber conocido lo que es el amor paternal. A pesar de haber vivido alejada de mi padre durante mucho tiempo y haber crecido sintiendo su rechazo, durante mi época más difícil él siempre estuvo junto a mí y me demostró su amor paternal.

Aprendí tanto, tanto, tanto, durante ese año, que si tuviera que regresar a este plano y repetir la experiencia, lo haría, a pesar de lo difícil que ha sido.

He descubierto el amor de extraños, he conocido la bondad de la gente que, en una sociedad tan materializada como la nuestra, me ha tendido la mano de diferentes maneras. A pesar de que a lo largo del trayecto tuve un par de experiencias desagradables, fue muchísimo más lo que gané que lo que sufrí.

Mi lucha contra el cáncer ha sido una experiencia difícil para mis hijos, pero también les ha enseñado lecciones fuertes de dignidad y valentía. Ellos también crecieron como personas, se toparon con el miedo de frente y supieron ser fuertes y ayudarse y apoyarse mutuamente. Nunca me descuidaron, siempre estuvieron pendientes de la mejoría de su mami, y supieron animarme en los días más difíciles para aprender a sobrellevarlos más fácilmente.

Durante mi enfermedad, sobre todo al principio, hubo varias veces en que me cuestioné el porqué de una lección tan dura para dos niños tan buenos e inocentes. Yo pensaba que la niñez debería ser una etapa feliz durante la cual la mayor preocupación debería ser la de sacar buenas notas en la escuela y ser un buen hijo en el hogar. Debido a mi enfermedad, mis hijos se vieron obligados a ser unos niños responsables y fuertes y a afrontar sentimientos de miedo, de duda y de angustia que uno como madre quisiera evitarles. A pesar de que hemos sido muy afortunados y contamos con un excelente equipo de apoyo, sé que a su modo ambos sufrieron y se asustaron mucho. Sin embargo, siempre estuvieron a mi lado. Aprendieron a respetar cuando necesitaba estar sola o descansar. Aprendieron a ser valientes y a animarme si estaba triste o adolorida. Se esforzaron por ser los mejores estudiantes de su escuela, porque sabían que con eso yo estaría sumamente orgullosa. Aprendieron a llevarme mi vaso de agua a la cama todas las mañanas al despertarme, e incluso aprendieron a darme mis medicinas a las horas indicadas. Mi curación fue un trabajo de equipo, y mis hijos jugaron un papel muy importante. Mis hijos también crecieron espiritualmente y como seres humanos al haber vivido con el dolor de cerca.

Mis amigos, como lo dije antes, se convirtieron en mi familia espiritual y me dieron lecciones fuertes e importantes. Con su amistad, apoyo, tiempo y dedicación, me enseñaron el significado de la verdadera amistad. El tiempo que compartieron conmigo, visitándome, llevándome al hospital, a las consultas y a los tratamientos fue de una ayuda invaluable.

Mis hermanos me demostraron su apoyo, cada uno a su manera, y me hicieron sentir querida, y el amor nos enriquece el alma.

La mayoría de mis doctores y el personal médico que me atendió me rodearon de cariño y afecto, y también de ellos aprendí la humanidad de la enfermedad.

Soy una persona feliz y más plena de lo que era cuando aún desconocía que el cáncer ya estaba manifestándose en mi cuerpo. Mis valores han cambiado y mi calidad de vida ha mejorado porque he conocido otras facetas en la gente. Gracias a esta enfermedad ahora soy una mejor madre, una mejor hija, una mejor amiga, una mejor compañera. Me siento feliz de haber sido capaz de vencer la enfermedad, y estoy eternamente agradecida al universo, a mi Dios, al Ser Supremo Padre y Madre, por haberme dado la oportunidad de descubrir que este mundo está lleno de sentimientos buenos, nobles y generosos. Que este mundo se mueve con amor.

El cáncer de seno es una enfermedad muy difícil, pero es una enfermedad que une a familias, que une a mujeres de diferentes razas y religiones, edades y condiciones sociales, y nos convierte en amigas identificadas en una misma lucha, en una carrera por reconquistar la vida. Mujeres que vivimos bajo la misma incertidumbre, la misma pena, el mismo dolor, la misma angustia, pero, a fin de cuentas, mujeres que peleamos por salir adelante y derrotar la enfermedad. Mujeres que tenemos muchas cosas en común: familias que nos esperan, hijos que nos necesitan, padres que nos extrañan, amigos que nos apoyan.

El cáncer es una enfermedad difícil tanto para quien la padece como para quienes rodean a quien la padece. Cuando descubrimos que nuestra vida pende de un hilo, o que se nos altera de la noche a la mañana, se ven afectadas nuestras relaciones, nuestra familia, nuestro trabajo. En resumidas cuentas, el padecer cáncer cambia la vida. Pero a pesar de ser una enfermedad cruel y traicionera, es una enfermedad que tiene la capacidad de sacar los mejores sentimientos de quienes rodean a quienes la padecemos. En mi caso particular, la cantidad de bendiciones que encontré en el camino y la bondad y generosidad de los seres humanos me han hecho crecer como persona.

Quiero pensar que nunca más volveré a atravesar otra lucha contra el cáncer, pero no voy a pasar mi vida preocupándome por lo que vendrá mañana. Ahora vivo día a día porque estoy convencida de que me iré de este mundo únicamente cuando se venza mi plazo, ni un momento antes ni un momento después. A la hora de mi partida quiero estar segura de que viví una vida plena y de que mi alma se va llena de amor y engrandecida por todas las riquezas espirituales que acumulé a lo largo del trayecto.

Amo la vida y le agradezco al universo por haberme dejado vivir *una etapa difícil*, porque en un año de lucha aprendí más que en muchos años de gozo.